U0062365

本书紧紧围绕国医大师、北京中医医院皮肤科著名专家陈彤云教授诊治黄褐斑的临证经验，进行了全面、深入地梳理和总结。首先通过黄褐斑的知识问答解开患者心中的疑团，然后带您看清黄褐斑的本质，抓住黄褐斑的罪魁祸首，最后重点阐述贴心医生来支招儿、名老中医开药方等内容。

本书全面解析陈彤云教授临证典型病案，详细介绍了中成药、家庭自制面膜、食疗、简单实用保健法等内容，实用性与科学性较强，真正做到不出家门就能看"名医"。本书内容丰富，通俗易懂，意在帮助黄褐斑患者深入了解疾病，更好地配合医生治疗，达到尽早控制病情、减少疾病复发和恢复健康靓丽容颜的目的。同时也希望引导大众树立健康护肤理念，共同呵护肌肤健康。

别让'黄褐斑'伤了你

陈彤云70年治验心得

审　定　　陈彤云

主　编　　曲剑华　　徐　佳　　马一兵

副主编　　孙丽蕴　　朱慧婷　　曹　洋

编　者

徐景娜　　李伯华　　蔡一歌　　马一明　　赵子赫

张巧文　　席　榕　　张小燕　　赵　力　　张　鹏

佟静涵　　陈　露　　尼玛白珍　刘德坤　　刘欣蔚

段昱竹　　谭馨宇　　余思慧　　万文静　　毕　玥

叶佳美　　陈朝霞　　周艺巍　　李瑞欣　　高九霞

石英初

人民卫生出版社

·北　京·

图书在版编目（CIP）数据

陈彤云 70 年治验心得. 别让"黄褐斑"伤了你 / 曲剑华，徐佳，马一兵主编. —北京：人民卫生出版社，2024.4

ISBN 978-7-117-35293-2

Ⅰ.①陈… Ⅱ.①曲… ②徐… ③马… Ⅲ.①褐黄病—中医疗法 Ⅳ.①R275.9

中国国家版本馆CIP数据核字(2023)第196688号

人卫智网　www.ipmph.com　医学教育、学术、考试、健康，购书智慧智能综合服务平台
人卫官网　www.pmph.com　人卫官方资讯发布平台

陈彤云 70 年治验心得
别让"黄褐斑"伤了你
Chen Tongyun 70 Nian Zhiyan Xinde
Bie Rang "Huangheban" Shangle Ni

主　　编：曲剑华　徐　佳　马一兵
出版发行：人民卫生出版社（中继线 010-59780011）
地　　址：北京市朝阳区潘家园南里 19 号
邮　　编：100021
E - mail：pmph @ pmph.com
购书热线：010-59787592　010-59787584　010-65264830
印　　刷：北京顶佳世纪印刷有限公司
经　　销：新华书店
开　　本：889×1194　1/32　印张：7
字　　数：134 千字
版　　次：2024 年 4 月第 1 版
印　　次：2024 年 5 月第 1 次印刷
标准书号：ISBN 978-7-117-35293-2
定　　价：39.80 元

打击盗版举报电话：010-59787491　E-mail：WQ @ pmph.com
质量问题联系电话：010-59787234　E-mail：zhiliang @ pmph.com
数字融合服务电话：4001118166　E-mail：zengzhi @ pmph.com

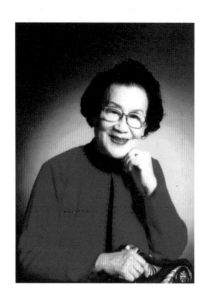

陈彤云

　　女，回族，101岁。首都医科大学附属北京中医医院皮肤科主任医师，2022年被评为第四届"国医大师"。中国中医现代院校教育的开拓者与奠基人。

　　陈教授献身中医皮肤科临床、教学及科研工作78载，是现代中医皮肤学科的领头人之一，美容中医皮肤学科的开拓者，"燕京赵氏皮科流派"代表性传承人中的领军者。1993年由其组方研制的中药"祛斑增白面膜"获北京市中医管理局科技成果奖一等奖。"草本洋参皮肤美容改善药物及化妆品应用和制备"获国家发明专利1项。其组方的成果转化产品2019年获评"北京礼物"，并曾四次参加中国国际服务贸易交易会，广受好评！

陈教授曾先后被评为第三、第四、第六批"全国中医药专家学术经验继承指导老师"，中国女医师协会首届"中国最美女医师"、北京市第二届"首都国医名师"、首届"全国名中医"、第四届"国医大师"、北京中医医院"杏林女杰"、北京市"健康有为老寿星"，并被授予"中医药工作特殊贡献奖"、"中华中医药成就奖"、第十二届"中国医师奖"、"荣耀医者·人文情怀奖"及"荣耀医者·生命之尊奖"等。

　　2007年北京市成立"陈彤云名老中医工作室"。2010年国家中医药管理局批准成立"全国老中医药专家陈彤云传承工作室"，2013年国家中医药管理局批准成立"燕京赵氏皮科流派传承工作室"，2019年国家中医药管理局再次批准"全国老中医药专家陈彤云传承工作室"建设项目，20余个传承分站及推广基地遍布全国。

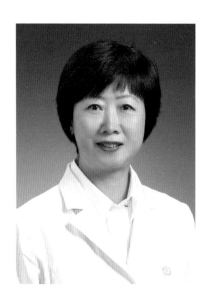

曲剑华

女，汉族，主任医师，教授，硕士研究生导师，首都医科大学附属北京中医医院皮肤科党支部书记、副主任兼北京市赵炳南皮肤病医疗研究中心办公室主任，国医大师陈彤云教授大弟子。国家中医药管理局"燕京赵氏皮科流派传承工作室"项目负责人，北京市美容中医技术指导与培训中心主任。

2003年获北京市总工会颁发的"2002年北京市经济技术创新标兵"荣誉证书，2012年当选为第二届"首都群众喜爱的中青年名中医"，2014年被评为北京市中医皮肤病特色诊疗"市级职工创新工作室"领军人，2018年获中华医学会医学美学与美容学分会"学术贡献奖"，2019年获中华医学会医学美学与美容学分会"突出贡献专家"称号，2021年获评北京市中医管理局"优秀名中医"称号。

现为世界中医药学会联合会埋线研究专业委员会副会长，国家医学考试中心美容主诊医师水平测试专家、考官暨美容中医组组长，中华中医药学会中医美容分会名誉副主任委员，中华中医药学会学术流派传承分会常务委员，中华医学会医学美学与美容学分会委员，北京中医药学会医疗美容专业委员会主任委员，北京中西医结合学会变态反应专业委员会暨医学美容专业委员会副主任委员，北京医学会医学美学与美容学分会常务委员，《中华医学美学美容杂志》副总编辑。

曾主持国家自然科学基金青年课题 1 项、国家级及省部级课题和项目 10 余项，曾获北京市科学技术协会"青年优秀科技论文鼓励奖"，北京市卫生局科技成果奖二等奖，北京市科技进步奖三等奖，北京市中医管理局科技成果奖一等奖，获国家发明专利 1 项，获国家版权局计算机软件著作权 1 项。作为主编、副主编出版专著及教材 20 余部，发表论文 70 余篇。擅长治疗变态反应性皮肤病、损美性皮肤病、带状疱疹、瘙痒症、银屑病、干燥综合征等多种疾病。

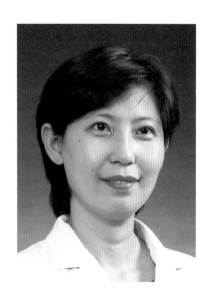

徐 佳

　　女，满族，主任医师，硕士研究生导师。首届青年岐黄学者，第六批全国老中医药专家学术经验继承人，师承国家级名中医陈彤云教授，学术传承"燕京赵氏皮科流派"。现任首都医科大学附属北京中医医院重点专科办公室主任，北京中医医院怀柔医院执行院长。

　　毕业于北京中医药大学，先后跟从张志礼、陈彤云、王萍等名中医临证，后拜师国家级名老中医陈彤云，继承名老中医经验并不断创新。近年来对医学美容领域研究不断深入，在中医理论的指导下，融合现代科学技术，将光电技术与中医药完美结合，从内而外改善损美性皮肤病，并从不同角度实现面部年轻化要求。擅长治疗特应性皮炎、痤疮、黄褐斑、银屑病、湿疹、结节性痒疹、荨麻疹等多种疾病，在医学美容方面也具有丰富经验。

主持或参与国家级、省部级、局级课题 10 项。作为专家组成员参与科技部重大专项 1 项。在核心期刊上发表论文近 30 篇，主编论著 2 部，参编 7 部，参与编写行业共识 3 项。

现担任中华中医药学会中医美容分会副主任委员、学术流派传承分会委员，世界中医药学会联合会真实世界研究专业委员会常务委员，中国整形美容协会理事，中国医疗保健国际交流促进会中医分会委员，中国中医药信息研究会中西医结合皮肤病分会理事，北京中医药学会师承工作委员会委员、医疗美容专业委员会委员等职，《中华中医药杂志》《中国美容医学》杂志审稿专家。

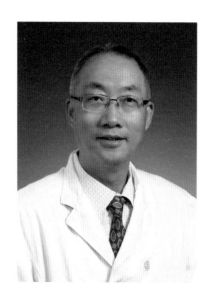

马一兵

男，满族，1988年毕业于首都医科大学中医药学院中医系。现任北京中医医院皮肤科主任医师。研究方向：针、药并用，提高皮肤病的治疗疗效。

1988年分配到北京中医医院皮肤科工作至今，30余年来始终坚持在临床一线工作，承担皮肤科门诊、急诊、病房的临床医疗、教学及科研等工作。在皮肤病的治疗过程中，常将"脏腑辨证"与"经络辨证"有机地结合起来，应用中药的同时，配合针灸、拔罐等方法，针、药并用地治疗一些较为顽固的皮肤病。

2008年拜国家级名老中医陈彤云教授为师，较为系统地学习、继承了陈老治疗皮肤病的经验，尤其对陈老用"活血化瘀法"治疗黄褐斑时强调的"有斑就有瘀""无瘀不成斑"的思想，有了较为深刻的理解和认识。由他主持的科研项目"血栓素前列腺素对银屑病分型的相关研究"曾获北京市中医管理局科技成果奖一等奖。

序

改革开放四十多年来，我国人民的生活水平发生了翻天覆地的变化。习近平总书记指出："人民对美好生活的向往，就是我们的奋斗目标。"新的卫生健康工作方针要求我们把健康融入所有政策中。

现时期如黄褐斑这类损美性皮肤病已经成为医学界和人们关注的焦点，也是新兴皮肤美容学科的热点问题之一，关于中医药研究、特色诊疗方法的科普宣传和报道逐年增多。国医大师陈彤云教授，近些年致力于损美性皮肤病诊疗的研究和探索，在黄褐斑、痤疮、激素依赖性皮炎、酒渣鼻、脂溢性皮炎、神经性皮炎、湿疹及银屑病等皮肤疾病的诊疗实践中积累了丰富的临床经验，并有自己的独到见解。

陈彤云教授出生于中医世家，其父陈树人以善治温病而闻名，公公哈锐川、师叔赵炳南都是北京地区当时的中医皮肤外科名家。赵炳南先生1954年参与中国医学科学院皮肤性病研究所会诊并讲授中医皮肤外科学，1956年进入北京中医医院并创建了中医皮肤外科。陈彤云教授跟随赵炳南先生近20年，在临床上深得其精髓的同时亦受哈锐川先生传承。如今她百岁高龄，仍然思维敏捷、精力充沛，活跃在临床一线，带教徒弟，为广大患者服务。喜悉陈彤云70年治验心得丛书之一《别让"黄褐斑"

伤了你》即将公开出版，该书可为广大后学及患者从黄褐斑治疗、健康调护、预防保健等多个角度提供指导，普及知识，并成为医患沟通交流的平台，为此倍感欣慰。

该书由首都医科大学附属北京中医医院皮肤科陈彤云教授传承弟子及学生团队，即"国医大师陈彤云传承工作室"人员共同完成。全书共七部分，包括黄褐斑知识问答、看清黄褐斑的本质、黄褐斑的"罪魁祸首"、贴心医生来支招儿、名老中医开药方、名医验方实例分析和简便疗法与实用保健。本书内容全面实用、通俗易懂，集陈彤云教授70余年临证经验，为患者答疑解惑进而更好地配合治疗，正确引导大家树立健康护肤理念，为广大黄褐斑患者提供了翔实全面的指导。本书可作为广大患者及其家属关于黄褐斑预防保健的科普读物，可预防中青年黄褐斑的发病、减少复发与病情加重，对广大患者皮肤健康保健起到积极的引导作用，在实现人民对美好生活向往的过程中发挥重要作用。

北京市中医管理局原局长

北京中医药学会原会长

赵静

2024年1月于北京

写给读者的一封信

亲爱的读者：

　　您好！

当您翻开这本书时，曾经的您是否也在为脸上的斑斑点点感到困扰，但是总是得不到满意的回答而感到焦虑，或者有很多相关面部斑点问题得不到解答而困惑，其实这是当下社会普遍存在的问题。随着社会的进步、经济的发展及人民生活水平的提高，人们对于美好生活的向往不仅仅停留在对疾病的治疗层面上，同时更注重疾病的预防及保健与养生，现时期人们所追求的不再仅仅是身体层面的健康，更加注重的是心理、精神、形体及容貌的和谐与完美。尤其"黄褐斑"这种影响人美观的问题，治疗起来漫长而复杂，往往困扰着广大的你们。因此，我们搜集并整理了陈彤云教授70余年临证经验，针对困扰当下中青年群体常见和多发的黄褐斑疾病中相对普遍与集中的一些常见问题，分别从中医和西医的角度进行了浅显易懂的说明与介绍，尽可能对大众关注的实际问题给予全面、详尽的解答，意在帮助患者尽早控制病情、减少疾病复发，并使靓丽容颜恢复，最终达到医患能够积极配合、共同呵护肌肤健康的目的。

本书由陈彤云教授及其亲传弟子们，以及首都医科大学附属北京中医医院皮肤科"国医大师陈彤云传承工作室"的全体成员共同完成。全书从临床实际出发，密切关注困扰此类患者的临床问题，并以通俗易懂的语言来逐一解答；从中、西医不同角度，详细阐释对黄褐斑病因病机的认识；具体介绍了中、西医内外结合的各种治疗方法；以生动鲜活的陈老临证的实际案例分析导入，进一步解读黄褐斑；汇集和分析了名医药方的辨证应用；提供了翔实、简便、实用的中医疗法和保健方法。

希望读完此书后，对您了解黄褐斑有一定帮助，能够解答您的困惑，让您放松心情看待黄褐斑，同时祝您生活愉快，每天都能拥有面对生活积极向上的态度和乐观的心态。限于我们的时间和精力，加之经验不足，难免有疏漏和不当之处，恳请读者提出宝贵意见！

首都医科大学附属北京中医医院皮肤科
北京市美容中医技术指导与培训中心
国医大师陈彤云传承工作室

曲剑华

2024年1月

第一章 黄褐斑知识问答

1. 我都很注意防晒了，怎么还长斑 / 2

2. 黄褐斑与脾气有关系吗 / 3

3. 黄褐斑与熬夜有关系吗 / 4

4. 黄褐斑与遗传有关系吗 / 4

5. 黄褐斑与月经有关系吗 / 5

6. 黄褐斑与饮食习惯有关系吗 / 6

7. 黄褐斑与皮肤肤质有关系吗 / 7

8. 黄褐斑与内分泌有关系吗 / 9

9. 黄褐斑与性别有关系吗 / 10

10. 什么样的人容易长黄褐斑 / 11

11. 为什么有的人黄褐斑色斑浅，
    有的人黄褐斑色斑深 / 12

12. 黄褐斑能自己外用药吗 / 13

13. 黄褐斑能治好吗，能去"根"吗 / 14

14. 我的黄褐斑怎么和别人的不一样 / 15

15. 长了黄褐斑，皮肤会自我修复吗 / 16

16. 化妆品会引起黄褐斑吗 / 16

17. 长在脸上的斑就是黄褐斑吗 / 17

18. 黄褐斑和雀斑是一回事儿吗 / 17

19. 黄褐斑和黑变病是一回事儿吗 / 18

20. 黄褐斑有哪些表现 / 19

21. 黄褐斑有哪些类型 / 20

22. 黄褐斑治愈后会给皮肤留下什么样的损害 / 20

23. 中医如何认识黄褐斑 / 21

24. 中医怎么治疗黄褐斑 / 22

25. 治疗黄褐斑有现成的中成药吗 / 23

26. 针灸可以治疗黄褐斑吗 / 24

27. 西医怎么治疗黄褐斑 / 24

28. 如果不方便去医院，长了黄褐斑需要注意什么 / 25

29. 外用药物治疗黄褐斑需要注意什么 / 26

30. 治疗黄褐斑的外用药会不会含有激素呢 / 27

31. 激光可以治疗黄褐斑吗 / 27

32. 果酸换肤可以治疗黄褐斑吗 / 28

33. 吸烟、饮酒对黄褐斑患者有哪些影响 / 29

34. 黄褐斑患者洗脸时应该注意什么 / 30

35. 黄褐斑患者应如何选择化妆品 / 30

36. 黄褐斑患者洗澡时应该注意什么 / 31

37. 黄褐斑患者为什么要保持心情舒畅 / 32

38. 黄褐斑患者为什么要防晒 / 32

39. 哪些食疗方法有助于治疗黄褐斑 / 33

40. 如何预防黄褐斑的复发 / 34

41. 如何摆脱黄褐斑带来的负面情绪 / 35

42. 怎样配合医生治疗黄褐斑 / 35

第二章　看清黄褐斑的本质

中医部分 / 38

　　一、古代医家对黄褐斑的认识 / 38

　　二、近代医家对黄褐斑的认识 / 39

　　三、陈彤云对黄褐斑本质的认识 / 41

西医部分 / 43

　　一、皮肤屏障功能受损 / 43

　　二、雌激素、孕激素 / 44

　　三、慢性疾病 / 45

　　四、甲状腺疾病 / 45

　　五、遗传因素 / 46

　　六、其他因素 / 46

第三章 黄褐斑的"罪魁祸首"

1. 体质、皮肤性质的遗传 / 50

2. 雌、孕激素水平的变化 / 50

3. 皮肤防护不当 / 51

4. 护肤品使用不合理 / 51

5. 生活习惯方面的疏忽 / 52

6. 情绪波动的影响 / 53

7. 出现问题后的不当处理 / 54

第四章 贴心医生来支招儿

一 **中医内治** / 56

解答1：中医内治的原则是什么 / 56

解答2：我的黄褐斑很轻，仅是皮肤淡褐色斑片，该如何治疗 / 56

解答3：有些医生治疗黄褐斑除了用维生素C，还会用维生素E，这是为什么 / 57

解答4：为什么用谷胱甘肽治疗黄褐斑 / 58

解答5：治疗黄褐斑为什么要用止血药 / 59

解答6：哪些口服药物会诱发和加重黄褐斑 / 60

解答7：治疗黄褐斑还可以联合服用哪些药物 / 60

解答8：预防黄褐斑，日常饮食应注意什么 / 61

二 **中医外治** / 61

解答1：中医外治法对于黄褐斑有什么独特方法和优势 / 61

解答2：中药面膜有什么样的功效，如何使用 / 62

解答3：针灸可以治疗黄褐斑吗？有哪些常用穴位 / 62

解答4：耳针对黄褐斑治疗有帮助吗 / 63

解答5: 刮痧、拔罐等一些传统疗法对黄褐斑有效果吗 / 64

解答6: 穴位埋线疗法可以治疗黄褐斑吗 / 65

三 **西医外治** / 66

解答1: 黄褐斑需要防晒吗，可以抹防晒霜吗 / 66

解答2: 皮肤油脂少，用什么护肤品比较好 / 67

解答3: 长斑以后不想吃药，就想抹点儿外用药膏治疗，
西药外用药有哪些 / 67

解答4: 很多美白产品、护肤产品中常常添加天然植物萃取
精华，是否有淡斑功效 / 68

解答5: 黄褐斑可以使用激光治疗吗 / 69

解答6: 哪种斑激光治疗效果好 / 70

解答7: 果酸换肤能治疗黄褐斑吗，适应证有哪些 / 70

解答8: 果酸换肤是如何祛斑的，是否有刺激性和
不良反应 / 71

解答9: 什么样的患者不能进行果酸治疗，治疗期间
需要注意什么 / 71

解答10: 激光治疗主要起什么作用，有什么不良反应，
是否适合我 / 72

第五章 名老中医开药方

一 **陈彤云** / 75

    1. 肝郁气滞证 / 75

    2. 脾失统摄证 / 76

    3. 脾失健运证 / 77

    4. 肾阴虚证 / 77

    5. 肾阳虚证 / 78

二 **赵炳南** / 79

三 **张志礼** / 81

    1. 肝肾不足证 / 82

    2. 脾虚肝郁证 / 82

    3. 冲任不调证 / 83

四 **徐宜厚** / 84

    1. 肝郁血滞不华证 / 84

    2. 脾虚痰湿凝聚证 / 85

    3. 肾亏本色外露证 / 86

五　**范瑞强** / 86

　　1. 气滞血瘀证 / 87

　　2. 肝肾阴虚证 / 88

　　3. 肝郁脾虚证 / 89

六　**艾儒棣** / 90

　　1. 肝郁血瘀证 / 91

　　2. 脾虚湿滞证 / 91

　　3. 肾精亏虚证 / 92

七　**王玉玺** / 93

　　1. 风热上犯证 / 93

　　2. 肝郁气滞血瘀证 / 94

　　3. 肾阳虚衰证 / 95

　　4. 血瘀气滞证 / 96

八　**马绍尧** / 97

第六章 名医验方实例分析

病例1 / 100

病例2 / 108

病例3 / 114

病例4 / 121

病例5 / 128

病例6 / 132

病例7 / 138

病例8 / 144

病例9 / 150

病例10 / 158

第七章 简便疗法与实用保健

一　**黄褐斑常用简便疗法** / 166

按摩疗法 / 166

刮痧疗法 / 168

心理疗法 / 171

情志美容 / 172

音乐疗法 / 174

二　**黄褐斑实用保健方法** / 177

生活起居规律 / 177

护肤防晒 / 179

合理面部调护 / 181

情绪管理 / 183

食疗药膳 / 184

生活注意事项 / 187

第一章 黄褐斑知识问答

1

我都很注意防晒了，怎么还长斑？

黄褐斑是由于局部皮肤的黑色素增加所导致的，皮肤在适量紫外线的照射下可以生成维生素 D_3，促进骨骼对钙的吸收，避免佝偻病和骨质疏松症的发生，但是当过量的紫外线照射在人体皮肤上时，人体有一种保护机制——黑素细胞会生成大量的黑色素吸收紫外线，避免紫外线对皮肤损坏而导致皮肤癌。具体的形成原理是当皮肤受到紫外线照射时，黑素细胞在酪氨酸酶的催化作用下，其中的酪氨酸会被氧化成黑色素的前体，随后进一步氧化形成黑色素。长期阳光照射或者夏日炎炎时会增加黄褐斑发生的风险。在形成黄褐斑后也要注意防晒，但是日晒只是造成黄褐斑的原因之一。

如果你认为黄褐斑只与太阳有关，只要注意防晒就能减轻或者治疗黄褐斑，那就大错特错了，引起黄褐斑的原因有很多种。西医认为，其发病与日晒、遗传因素、月经不调、口服避孕药、妊娠、内分泌系统功能紊乱（如甲状腺功能异常）、睡眠障碍、皮肤抗氧化系统失衡等相关。黄褐斑在中医学中归属于"面尘""肝斑"范畴，中医学认为，本病病因病机与肝、脾、肾密切相关，肝郁化火、脾虚生湿、肾精亏虚、气滞血瘀致气血失和、颜面失养为其发病的主要因素。所以，单纯地防晒不一定能完全起到治疗作用。在这里，提醒大家，防晒虽然不一定能防止黄褐斑的发生，但日晒却可以使黄褐斑加重，加快我们肌肤的衰老，因此爱美的朋友们在日常生活中还是要注重防晒！

2
黄褐斑与脾气有关系吗
?

近年来，随着科学技术的不断进步，社会竞争也更加激烈，给人们的精神造成了巨大的压力，在临床中，经常可以看到很多黄褐斑患者在起病和疾病发展过程中有过精神创伤或者存在不同程度的易怒、焦虑、抑郁、神经衰弱等负面情绪。

正如国医大师陈彤云所说"有瘀必有斑，无瘀不成斑"，当女性忧思过虑的时候就会使人体气机紊乱，脏腑、阴阳、气血失调，产生"瘀"证，导致黄褐斑的发生，而这个"瘀"离不开中医所讲的肝的疏泄功能。

急躁、易怒的人均会造成中医理论中"肝"的损伤。中医认为，五脏中的"肝"就像春天的树木一样，喜欢生发、舒展，如果经常伴有急躁、易怒等，就会造成肝气郁结，肝失条达，或郁久化热，灼伤阴血致颜面气血失和而发病；或气机郁滞，气滞血瘀而出现黄褐斑；或肝郁气滞，克伐脾土，造成脾气亏虚，气血不足，面部肌肤失于濡养而出现黄褐斑。因此，赶走坏脾气是我们保持美丽容颜的必要措施。

3

黄褐斑与熬夜有关系吗

?

如果夜晚超过 23:00 还未入睡则称为熬夜。每日 23:00 至次日 01:00 属于子时，此时气血流注于足少阳胆经。国医大师陈彤云认为，如果长期子时前不能入睡，则会导致相火妄动或肝胆火旺，从而出现月经不调、失眠、痤疮、黄褐斑、神经性皮炎、痒疹等疾病。

中医认为"有诸内者必行诸外"，长期熬夜导致内分泌功能失调，也是引起黄褐斑的重要原因。现代研究显示，子时是美容的最佳时间，是皮肤表皮基底细胞增殖速度最快的时间，也是皮肤自我修复的重要时间段。如果总

是在这个时段之后才入睡，长此以往，皮肤得不到有效的修复，皮肤屏障受损，更容易受到紫外线的伤害而形成"斑"。同时，如果长期睡眠不足，引起副交感神经兴奋，则会激活垂体促黑素细胞激素分泌，使黑色素形成增多，造成皮肤晦暗失去光泽，从而形成黄褐斑。所以，爱美的人一定要学会睡觉，才能睡出一个"美人"来。

4

黄褐斑与遗传有关系吗

?

很多人会有这样的疑问："我母亲有黄褐斑，那我的黄褐斑是不是遗传的？"还有一些怀

孕的准妈妈们担心自己的黄褐斑会遗传给孩子？这里要告诉大家，黄褐斑确实与遗传有一定关系。许多研究资料显示，黄褐斑具有明显的家族相关性，半数以上的黄褐斑患者具有家族史，如果你的父亲或者母亲或者两者均有黄褐斑、再或者你的爷爷奶奶、外公外婆有黄褐斑病史，那你得黄褐斑的概率会大大增加。但是引起黄褐斑的原因还有紫外线照射、妊娠导致的激素水平异常、药物、皮肤屏障受损、自身免疫性甲状腺疾病、不健康的生活方式等。所以，这里说明三点：第一，如果你的父母等有黄褐斑病史，你也有黄褐斑，很大概率与遗传有关；第二，如果你的父母没有黄褐斑，你也有可能得黄褐斑，因为导致黄褐斑的原因不止遗传因素，

还有紫外线照射等其他因素；第三，如果你的父母有黄褐斑病史，那你也不必紧张，遗传只是增加了概率，不一定就会出现。因此，可以认为遗传是引起黄褐斑的一个重要因素，但不是必然因素。

5
黄褐斑与月经有关系吗？

黄褐斑多见于女性，那么它与月经有关系吗？中医学认为，女子以血为本，月经的主要成分是血，在其他脏腑、经络的协同作用下，通过肾气－天癸－冲任－胞宫轴的作用，使胞宫定期藏泻而产生月经，所以"经斑同源"，

月经不调的女性更容易长斑。

现代医学认为，黄褐斑患者色素沉着的主要原因为黑素细胞数量增加及黑色素生成增多。雌激素能促进酪氨酸酶活性，刺激黑素细胞分泌黑素体，孕激素则可促进黑素体的转运和扩散。月经周期与我们体内的激素水平密切相关，月经失调反映体内激素紊乱等问题，这些问题可诱发黄褐斑的发生，所以，月经失调与黄褐斑密切相关。

此外，月经是身体排除废物的重要途径，月经不调会导致体内的毒素堆积，正所谓"瘀"的形成，自然也就容易长斑，所以在日常生活中调理月经非常重要，保持健康的饮食，不要因为过度追求所谓的"美"去刻意节食，注意饮食的均衡性及多样性，

可多吃一些瘦肉、海带、虾皮，适当补充体内流失的红细胞，增强造血功能。养成良好的生活习惯，日常注意防寒保暖，保持适当的运动和乐观的情绪才能做到真正的美。

6
黄褐斑与饮食习惯有关系吗
？

黄褐斑的发生与饮食密切相关，中医认为黄褐斑的形成多与气血不能荣养皮肤有关，而脾为后天之本，气血生化之源，如果脾胃虚弱者常吃辛辣刺激的食物或者过食寒凉食物则易损伤脾胃，导致脾胃进一步亏虚，气血生化不足，面部失去气血的濡养，会出现面部肤色

萎黄，产生黄褐斑。此外，人体的皮肤也需要代谢，脾胃受损，新血不生，瘀血不去，也容易引起黄褐斑的发生。牛、羊肉类食物性温，湿热体质的人如果食入过多则易生痰湿，阻滞脾胃，导致气血不生或者气血阻滞产生黄褐斑。此外，现代研究显示，鸡、虾、鸽子、鹌鹑等动物性食物含有大量类固醇激素，能增强促黑素细胞激素的作用，使皮肤色素沉着加重。

7
黄褐斑与皮肤肤质有关系吗
？

不健康的肤质可能会使黄褐斑发生的概率增高。健康、科学地护肤，改善黄褐斑的第一步就是要了解自己属于哪种肤质。我们的肤质主要分为干性皮肤、油性皮肤、混合性皮肤及中性皮肤，其中前三种肤质属于相对薄弱的肤质。干性皮肤是由于皮肤皮脂分泌较少，角质层的脂质减少，造成皮肤表面缺乏水分，容易干燥脱皮的一种皮肤状态。皮肤的湿润一般依赖皮肤皮脂中的皮脂膜、天然保湿因子、神经酰胺等来维持，而干性皮肤的角质层失水、黏合力下降，造成皮肤屏障功能损伤，抵御外界环境刺激的功能降低，不注意养护会慢慢发展为敏感肌肤，面部常常会感到干燥紧绷、瘙痒、灼热。油性皮肤则是由于皮肤表面分泌油脂旺盛，易黏附灰尘，面部显得油腻暗沉、毛孔粗大，油脂分泌较多的部位也容易引起炎症反应，此外，面部油脂、水分不平衡往往反而会使皮肤变得粗糙、缺少水分。混合性皮肤常见的表现为面部T区（额部到鼻子之间皮脂腺较丰富的区域）皮肤油腻，其余部位呈干性。中性皮肤是目前最理想的状态，皮肤含水量充足，细腻而有弹性，不发干也不油腻，屏障功能良好，局部微循环良好。

不同的肤质，皮肤表面的含水量、皮肤屏障、微循环、微生态环境均存在不同程度的差异，现代研究表明，皮肤炎症、皮肤屏障功能减弱以及皮肤微循环障碍均容易导致黄褐斑的发生，故而薄弱的肤质为黄褐斑的发生提供了温床。下面我们来简单了解一下什么样的肤质更容易导致黄褐斑的发生和加重，我们可以通过什么手段来改善自己的肤质。

研究发现，黄褐斑皮损处的角质层含水量明显减少，表皮失水量增加，提示黄褐斑患者存在皮肤屏障受损的问题。干性皮肤人群的皮肤屏障功能一般较弱，往往在过度清洁后，使皮肤的角质层变得更薄，皮表的微小血管更表浅、易破碎，皮肤会变得更加敏感脆弱，对紫外线、化妆品、粉尘等外来刺激的耐受力差。这些刺激性因素不断刺激皮肤，可能引起皮肤的慢性炎症反应，紫外线照射、化妆品中的有害成分还可以诱导黑素细胞及黑色素的产生，因此更容易引起黄褐斑。此外，油性肤质与黄褐斑的发生也密切相关，在油脂分泌旺盛的区域易发生有害微生物的定植，其中产色的微球菌可以产生有色物质，引起皮肤色素沉着，并且油脂堵塞毛孔，反复发生炎症，引起毛囊炎、痤疮等炎症性疾病，也可以使黄褐斑的病情加重。

在日常生活中，我们应该针对不同的肤质加强相应的日常护肤措施。对于皮肤较干燥的区域更应注意补水、抗过敏，对于皮肤油脂分泌旺盛的区域则不能忽视控油和清洁。此外，干性肤质的人群还需注意不能过度清洁或频繁使用去角质产品，选择质地轻柔的面巾，避免暴力搓揉皮肤，否则会使皮肤角质层变薄，损伤皮肤屏障。油性皮肤患者除了在洁面方面可以选择含控油成分的产品清洁皮肤外，在饮食方面也应该忌油腻饮食。对于色素沉着明显的皮肤，我们可以适量进食一些富含维生素 E、维生素 C 等抗氧化成分的水果，而防晒和补水对于所有类型的肤质都是不可缺少的护肤环节。总地来说，保持良好的生活及护肤习惯，能够改善面部肤质，增强皮肤屏障，改善皮肤微循环，起到预防和治疗黄褐斑的作用。

8
黄褐斑与内分泌有关系吗

内分泌异常通常被认为是黄褐斑发病的首要元凶。人体具有分泌功能的器官如脑垂体、肾上腺、卵巢、睾丸等，分泌的激素均可直接作用于黑素细胞，促进酪氨酸酶和黑素小体的合成，从而引起黑色素的产生；另外，促肾上腺皮质激素也具有促进色素沉着的作用。通常认为，女性黄褐斑与内分泌功能紊乱、下丘脑－垂体－卵巢轴失衡有着显著关系，如妊娠时雌激素水平升高可能是导致黄褐斑的直接原因，而口服避孕药、激素替代疗法、肝硬化、月经周期紊乱、性生活不协调及精神压抑等因素都容易造成体内雌激素水平发生较大的变化，促进黑色素的形成。

9
黄褐斑与性别有关系吗
?

不论男性、女性均有发生黄

褐斑的可能，女性更爱美，但其发病比例却远远高于男性。这是为什么呢？这是由于女性与男性引起黄褐斑的病因差异造成的。在正常女性中，体内激素水平是因年龄而发生变化的，这种雌激素、孕激素水平的变化就是引发黄褐斑的重要原因。此外，怀孕以及一些妇科疾病如月经不调、痛经、子宫附件炎、不孕症等，均可增加发生黄褐斑的概率。并且，女性经常使用大量化妆品，而化妆品中的某些成分如亚油酸、重金属、枸橼酸、防腐剂等，也可引发黄褐斑。相比较而言，男性患病人群受遗传和精神因素的影响更加明显。

10
什么样的人容易长黄褐斑
?

每个人的体质是不同的，中医体质学认为，体质现象即是阴阳、气血、津液盛衰变化的反应状态。这些物质的盛衰直接决定形体胖瘦、皮肤粗糙／细腻或油性／干性、毛发浓淡／疏密，甚至气质、性格等。中医体质辨识的指标在很大程度上就是美容指标，比如皮肤、面色、毛发、形体、气味等。体质相似的人，往往在形体、皮肤、毛发、气味等方面有某种程度的共性。当体质出现偏颇时，易出现相同的皮肤美容问题，这也就说明体质决定了我们对于某些疾病的易感性。

有研究表明，血瘀体质者、痰湿体质者、阴虚体质者、气郁体质者、阳虚体质者均比较容易长黄褐斑。中医理论认为，"无瘀不成斑"，瘀显于外即成斑，所以，血瘀体质的患者日常多表现为肤色晦暗，色素沉着，容易出现瘀斑，口唇黯淡，舌黯或有瘀点，舌下络脉紫黯或增粗，脉涩。痰湿体质的患者因痰饮内停，影响气血的生成和运行，致使颜面肌肤失养，气血凝滞而成斑，多表现为面部皮肤油脂较多，多汗且黏，胸闷，痰多，口黏腻或甜，喜食肥甘甜黏，苔腻，脉滑。阴虚体质的患者，因阴血不足，不能制火，虚热内蕴，郁结不散，阻于皮肤而生黑斑，多表现为手足心热，口燥咽干，鼻微干，喜冷饮，大便干燥，舌红少津，脉细数。气郁体质的患者，常因情志不遂，精神紧张，导致肝气郁结，气血失和，不能上荣，面生色斑，多表现为神情抑郁，情感脆弱，烦闷不乐，舌淡红，苔薄白，脉弦。**阳虚体质**的患者，阳气虚弱，无力运行气血，不能荣泽面部，形成斑片，日常多表现为怕冷，手足不温，喜热饮食，精神不振，舌淡胖嫩，脉沉迟。

现代医学认为，21～40岁年龄段的女性最易患黄褐斑。一方面是这个年龄段大部分女性处在学习、工作、家庭的快节奏生活中，精神压力大，易出现精神抑郁或情感波动，从而引发黄褐斑；另一方面，月经不调、妊娠等均可导致体内雌激素、孕激素分泌紊乱，从而增加患黄褐斑的风险。

以上几种体质情况比较容易患黄褐斑，但这并不能说明这些体质的人群就一定会长黄褐斑，在日常生活中多注意饮食、睡眠、情绪调节等，可以有效地避免黄褐斑的发生。

11

为什么有的人黄褐斑色斑浅，有的人黄褐斑色斑深？

黄褐斑色斑的深浅，与黄褐斑形成的原因有很大关系。多种因素均能引起黄褐斑的产生，其中包括遗传易感倾向、体内激素水平的变化、口服药物、某些化妆品的应用、紫外线照射、基础疾病等。这些因素大致可分为内因和外因，内因主要与体内雌激素水平有关，不同年龄阶段女性的雌激素水平存在差异，如果女性体内雌激素水平过高就会刺激黑色素的产生，沉积在皮肤表面导致色斑的形成。除去自身激素水平的影响，服用含有雌激素的药物（如避孕药）也会有类似的作用，一些基础疾病（如肝脏疾病）会引起雌激素在体内不能够正常灭活，导致体内的雌激素水平相对较高，从而刺激黑色素生成。

黑色素是决定黄褐斑色斑深浅的重要因素，而在日常生活中有一样东西可以直接刺激我们皮肤中的黑素细胞产生黑色素，那就是紫外线。黄褐斑患者如果不注意防晒就很容易导致色斑颜色变深。研究发现，深色皮肤的患者对紫外线的作用更敏感，更容易发生色素沉着。一般认为曝光部位的肤色与黑色素

的沉积相关，而深肤色人群也更容易出现治疗抵抗，导致病情迁延不愈，可见防晒对于黄褐斑的防治至关重要。除此之外，不良的作息也会引起色斑颜色变深，比如长期熬夜会引起内分泌紊乱，使皮肤变得暗沉无光。每个人的体质不同、激素水平不同、生活习惯不同，这些都是黄褐斑颜色有深有浅的原因。

12 黄褐斑能自己外用药吗

?

治疗黄褐斑的很多外用药都含有氢醌、间苯二酚、维A酸等成分，这些成分虽然具有很强的脱色效果，但是它

们对皮肤具有较强的刺激性，长期使用氢醌、间苯二酚甚至具有永久性色素脱失和潜在致癌风险。此外，一些美白祛斑产品中的烟酰胺、维生素C浓度过高也会刺激皮肤，外用时需要注意循序渐进，让皮肤可以耐受。敏感皮肤使用前应该提前在非皮损部位进行小剂量的皮肤过敏试验，盲目用药可能会引起刺激性、特应性皮炎。因此，我们在此特别提醒大家，需要在医师的指导下使用外用药治疗黄褐斑，切勿自行盲目用药。

生活中，我们可以外用一些温和不刺激、能够增强皮肤屏障功能的药膏及护肤品，如维生素E乳、含天然油脂成分的医学护肤品等，不要通过不正规渠道购买护肤产品及外用药，如果在外涂这些外用药品或护肤品后出现丘疹、水疱、灼热、刺痒、疼痛等问题时，应该及时停用致敏的产品，并及时就医治疗。

13

黄褐斑能治好吗，能去"根"吗？

黄褐斑的治疗周期较长，且容易反复，但黄褐斑患者在患病后积极寻求正确的医学治疗往往能获得较好的临床疗效。一般患者年龄越大，病程越长，治疗难度越大，因此患病后一定要及早就医。医师会通过寻找病因，积极治疗可能诱发或加重黄褐斑的相关疾病，并根据患者的皮肤状况，选择相应的治疗手段，包括外用、内服、激光等，大部分患者经过规范治疗病情都会有所缓解，甚至部分患者色斑面积可以消退 > 90%，达到颜色基本消退的效果。在日常生活中，保持良好的作息及饮食习惯、注重防晒、注意保护皮肤屏障，可以有效降低复发率。反之，如果不能维持良好的生活习惯，不注意严格防晒、护肤，甚至不遵守医嘱盲目用药，则可能引起黄褐斑的加重和反复。

14
我的黄褐斑怎么和别人的不一样

?

首先，我们应该明确自己的

色斑是不是黄褐斑。一些疾病的发病部位及皮损表现和黄褐斑很像，比如雀斑、颧部褐青色痣、原发性肾上腺皮质功能减退症、黑变病等，因此我们需要去医院就诊以排除其他疾病的可能，以免耽误其他疾病的治疗。

黄褐斑典型的皮疹位于颧骨突出部、前额、鼻背、上唇、下颌等暴露部位，皮疹颜色呈淡褐色、深褐色，斑片的边界清晰，有对称分布的特点。如果您的色斑已经明确是黄褐斑，但位置与其他人不一样，请不要过于担心，保持平稳的心态有助于病情的恢复。事实上面部各个部位均有可能出现黄褐斑，偶尔也有前臂出现黄褐斑的情况。

15
长了黄褐斑，皮肤会自我修复吗

?

我们的皮肤具有一定的自我修复功能。皮肤修复的周期是1个月左右，在这个过程中，皮肤表面衰老、受损、坏死的细胞脱落，黑色素也会随着细胞脱落，新生的细胞从基底层逐层上移完成新旧更替，从而使肌肤屏障得到修复。即使我们的皮肤长了黄褐斑，皮肤的修复功能并没有消失。与健康的皮肤相比，长色斑的区域修复功能可能会相对弱一些。修复功能的强弱与我们每个人的年龄、身体素质、基础代谢率、生活习惯等因素有关。我们可以借助一些护肤品、规范

药物治疗等增强皮肤的修复能力。

16
化妆品会引起黄褐斑吗

?

不恰当地使用化妆品会导致或加重黄褐斑，尤其是盲目使用祛斑类产品，如一些不正规厂家生产的化妆品会刺激皮肤导致色素沉着。这样的例子有很多，市面上有一些号称短时间内就能淡斑美白的化妆品，用过一次就有非常明显的效果，但是在停用后反而比使用前更糟糕，因为这种速效化妆品中大多含有激素类成分，在使用后有明显效果的同时也会有停

用后加速反弹的后果，遇到这种化妆品要及时停止使用，以免加重色斑甚至引起激素性皮炎。此外，许多不合格的化妆品中锌、铜、汞、铅等重金属元素含量超过正常标准，皮肤吸收后使酪氨酸酶活性增强，加速黑色素合成；在此基础上，面部如接受紫外线照射会进一步刺激黑色素的产生，从而诱发或加重黄褐斑。所以，正确选择、使用化妆品对于预防黄褐斑很重要。

但长在面部的色斑并不一定都是黄褐斑，如雀斑、黑变病、颧部褐青色痣、老年斑等都是生长在面部的色素斑片。它们的发病原因、皮损特点与黄褐斑不同，因此治疗方法也不尽相同。如果面部出现浅褐色、暗褐色、黑色等色素沉着斑片，不要认为就是黄褐斑，一定要到正规医院的皮肤科就诊，完善皮肤相关影像学检查后明确诊断，再予以治疗和防护。

17
长在脸上的斑就是黄褐斑吗
?

面部是黄褐斑的好发部位，

18
黄褐斑和雀斑是一回事儿吗
?

雀斑是一种常见于面部的褐色点状色素斑，虽然颜色和发病部位与黄褐斑相同，但是其皮疹特点及发病原因与黄褐斑不同。雀斑患者通常具有家族史，现代医学研究表明，家族聚集患者可能与常染色体显性遗传有关，致病基因定位于 4q32-q34。雀斑多发于儿童及青少年，大多 5 岁左右发病，雀斑的皮疹是分散而不融合的，斑点较小，其严重程度受紫外线照射的影响，常在春、夏季节加重，秋、冬季节减轻，黏膜部位不受累及，无明显自觉症状。所以，在分辨是雀斑还是黄褐斑时，一方面根据皮损的表现，另一方面根据有无家族史、皮损的发病时间、病程时长、相关影像学检查等。

19
黄褐斑和黑变病是一回事儿吗？

黄褐斑和黑变病虽然均为面部出现的色素性斑片，但两种疾病的发病机制不同，治疗方法和疗程也不同。

黑变病又可细分为瑞尔黑变病和焦油黑变病。**瑞尔黑变病**好发于前额、颞部、颧部、耳后及颈侧，皮损初为局限在毛孔周围淡褐至紫褐色斑，排列呈网点状，以后逐渐融合成大小不一的斑片，上覆微细的粉状鳞屑，呈特征性粉尘样外观。**焦油黑变病**好发于眶周和颧颞部、手背部、前臂背面，皮损初为炎性红斑，伴有灼热和痒感，后发展为持续性红斑和鳞屑，可有毛囊性丘疹和黑头粉刺特征类痤疮样反应，最后可变为青灰至暗褐色弥漫性或网状色素沉着。焦油黑变病是由于长期暴露于焦油及其衍生物引起的局部皮肤炎症性和色素沉着性疾病，又称为中毒性苔藓样黑素皮炎、中毒性黑素皮炎，若长期暴露在致病环境中，色素沉着更为明显，可伴有毛细血管扩张、苔藓样丘疹等，甚至可有明显的角化过度或上皮瘤样增生等癌前病变。焦油黑变病病程久，进展缓慢，同时也伴有乏力、食欲不振、消瘦等全身症状。

黄褐斑的皮损仅仅是颜色比正常皮肤深，并没有脱屑及明显自觉症状，且耳后、颈部多无皮损出现。无明显焦油及相关衍生物接触史，无明显食欲不振、消瘦等自觉症状。

20 黄褐斑有哪些表现？

黄褐斑是一种色素代谢障碍引起的面部色素沉着性皮肤病，好发于中青年女性，少部分男性也可患病，表现为边缘清楚的色素对称性沉着斑，多呈蝶翅状。轻者为淡黄或浅褐色，点状或片状散布于面颊两侧，以眼下外侧多见；重者呈深褐色或浅黑色，似面罩般遍布于面部。常在春、夏季加重，秋、冬季减轻，无瘙痒、疼痛等自觉症状，病程久，持续时间长，迁延难愈，故黄褐斑属于难治性皮肤病，也是常见皮肤病。

21
黄褐斑有
哪些类型
?

黄褐斑的常用分类方法是根据色斑分布的部位来分型：①中央型，最为常见，皮损累及前额、颊部、鼻部、上唇及下颏；②颧骨型，色斑主要好发于双颊及鼻部；③下颌型：色斑主要好发于下颌部。

黄褐斑也可以根据色素沉着的深浅来分型：①表皮型，在自然光下，皮损呈淡褐色，在黑光灯（Wood 灯）下色素程度加深；②真皮型，在自然光下，皮损呈蓝灰色，在黑光灯下色素程度无明显加深；③混合型，在自然光下，皮损呈深褐色，在黑光灯下，以上两型色素变化均可看到。

22
黄褐斑治愈后会
给皮肤留下
什么样的损害
?

黄褐斑治愈之后一般不会给皮肤留下严重的损害，部分患者仅留少许色素沉着。若患者曾盲目地用药或使用不合格、不合适的淡斑产品、化妆品等，可能存在皮肤屏障被破坏的问题，可见瘙痒、灼热、丘疹、红斑、毛细血管扩张等，此时应停止使用相关产品，前往医院就诊，并注意皮肤屏障的修护。黄褐斑治愈之后需要注意的是日常防晒、规律作息，若存在基础疾病，需治疗基础疾病，维持体内内分泌系统的平衡，以防黄褐斑复发。

23
中医如何认识黄褐斑
?

在很久以前，中医古籍中就有很多关于黄褐斑的描述，病名多样，如"黑皯""面皯""黧黑皯黯""肝斑""黧黑斑"等。各医家对黄褐斑的命名虽不同，但都体现了其特征，即面部皮肤黯晦无光泽。对黄褐斑的描述也具有共同点：颜面部皮肤上如乌麻或雀卵色斑点，大小不一，形状不同，与皮肤相平。

古人认为，黄褐斑的病因病机比较复杂，各医家论述各有见地：①或内有痰饮，或外感风邪而致色斑，如隋代《诸病源候论》曰："面黑皯者，或脏腑有痰饮，或皮肤受风邪，皆令血气不调，致生黑

肝。"②或认为肝血不足而致色斑，如明代《普济方》曰："面尘脱色，是主肝。"清代《张氏医通》曰："面尘脱色，为肝木失荣。"③或认为肝郁脾虚，血虚生斑，如《医宗金鉴·外科心法要诀》曰："由忧思抑郁，血弱不华，血燥结滞而生于面上，妇女多有之。"④或认为肾阴亏虚，以致火燥结成斑，如明代《外科正宗》曰："黧黑斑者，水亏不能制火，血弱不能华肉，以致火燥结成斑黑，色枯不泽。"

陈彤云集 70 余年临床经验，认为黄褐斑与肝、脾、肾三脏关系最为密切，以气血不能上荣于面作为主要病机：情志不畅，肝郁气滞，郁而化热，熏蒸于面，灼伤阴血，致使颜面气血失和，燥结瘀滞而生斑；肝肾不足，水火不济，

虚火上炎，燥结成斑；饮食不节，忧思过度，损伤脾胃，脾失健运，湿浊内生，熏蒸面部生斑；冲任失调或慢性疾病导致气血失和、运行不畅、气滞血瘀、面失所养而生斑。

24
中医怎么治疗黄褐斑
？

中医在治疗黄褐斑方面具有一定优势。中医认为，"有诸内者必形诸外"，外在的皮肤问题与我们内在的自身情况密切相关。中医师会根据患者皮损的临床表现和体质进行辨证，分析出患者的病证，进行治疗。针对不同的患者，

医师通过辨证采取口服中药汤剂、口服中成药、外用药膏等多种治疗方法。同时，医师还会根据病情采用中药面膜、针灸、拔罐、刮痧等多种中医特色疗法，从而获得满意疗效。

中药内服主要是调整人体的阴阳、脏腑和气血，纠正体内不平衡或气血瘀滞的状态，从而达到阴阳平衡、脏腑调顺、气血调和，进而使面部皮肤斑色减淡、变浅直至消退，局部配合外用药可以直达色斑，能更好地发挥内外合治的效果；中药面膜疗法可以起到透皮而发挥淡斑美白、化瘀通络、滋养润泽的辅助效果；针灸、拔罐、刮痧疗法可依据中医辨证针对不同的个体来分别选择或联合应用，目的亦是起到补气行气、健脾除湿、化瘀通络、

调畅气机等作用，达到全身心调理。

25
治疗黄褐斑有现成的中成药吗
?

中医治病讲究辨证论治，不论中成药还是汤药，都需要通过辨证进行用药。常规意义中，中医师对不同的个体进行辨证论治，多采取个体化治疗方案，其治疗更精准，并且根据"汤者荡也"的理论，汤剂具有吸收快、作用迅速、加减灵活、作用精准的优势，在临床中更建议通过咨询中医师后运用汤药，当然中医师也可以根据病情的严重程度、病位的深浅、疾病的发展趋势等情况综合评估，适时采用中成药进行治疗，针对不同的证型采取不同的中成药，如肝郁气滞证可服用逍遥丸、肝郁化火证可服用加味逍遥丸、脾气亏虚证可服用补中益气丸、肾阴亏虚证可服用六味地黄丸、肾阳不足证可服用金匮肾气丸、气滞血瘀证可服用大黄䗪虫丸或血府逐瘀口服液等。但患者一定要在医师的指导下服用中成药，否则良药变成"毒药"，治疗不仅不能取得疗效，还有可能对身体造成损害。

26

针灸可以治疗黄褐斑吗？

针灸作为中医的特色疗法，在临床治疗黄褐斑中已经有了广泛的应用，并具有很好的辅助治疗作用，大量文献与报道证实针灸治疗在改善黄褐斑皮肤损害、缓解临床症状、缩短病程、改善患者抑郁及生活质量等方面彰显了其独特的优势。针灸治疗黄褐斑，其机制主要是通过经络穴位刺激，调节脏腑气血功能，改善机体内分泌紊乱，达到活血化瘀、通经祛斑的作用。现代研究发现，平衡氧化与抗氧化功能、改善血液流变学、调节性激素可能是针灸治疗黄褐斑的重要效应机制。除此之外，针灸疗法还可以提高机体免疫力，调节神经、内分泌、免疫系统，不仅美化外表，还能防病治病。总之，针灸疗法在黄褐斑治疗中可以起到一定作用，与其他疗法联合能取得更好的效果！

27

西医怎么治疗黄褐斑？

西医治疗黄褐斑的方法主要包括口服、外用药物及医学美容治疗等，医师会根据患者的个人实际情况选择相应的治疗方法。治疗黄褐斑的口服药物包括氨甲环酸、谷胱甘肽、维生素类、雄激素等，外用药包括氢醌乳膏、维A

酸乳膏、壬二酸乳膏、熊果苷等，目前黄褐斑的治疗以外用药为主，氢醌（HQ）和三联用药（4% 氢醌 +0.05% 维 A 酸 +0.01% 醋酸氟轻松）是治疗上的金标准，但存在不良反应及长期用药安全性等问题，需在临床医师的指导下用药。这些外用药、口服药可以通过抑制酪氨酸酶等黑素合成酶的活性或清除黑色素从而达到淡化黄褐斑的效果。医学美容方面主要包括化学剥脱剂果酸，微针、射频、激光治疗等，进行医学美容治疗需选择正规医院，在医师的指导下进行治疗，以免产生明显不良反应。

28

如果不方便去医院，长了黄褐斑需要注意什么？

如果不方便去医院进行治疗，黄褐斑患者首先应当注意避免日晒。外出时须用遮阳帽、伞，涂抹防晒系数高的防晒霜，尽量避免在日光直射强的上午 10 点至下午 3 点之间外出。在防晒霜的使用上，建议使用防晒系数（SPF）≥ 30、防晒指标（PA）+++ 的广谱（抗 UVA 及 UVB）防晒霜，注意在出门前 20 分钟涂抹，以保证防晒霜起效后再出门，并且注意勤补涂防晒霜。这里的"SPF 指数"代表的是防晒持续时间，使用 SPF30 的防晒霜需要每隔 5 小时涂抹一次。

饮食方面，长了黄褐斑需多食用富含维生素 C、维生素 E 的水果，它们具有一定的抗氧化、抑制黑色素生成的作用。平日还需要保持良好的情绪和充足的睡眠，为皮肤代谢提供一个良好的条件，焦虑的情绪和睡眠不足会引起交感神经兴奋，促进黑色素的形成。日常护肤还应注意保湿，完整的皮肤屏障是黄褐斑日常护理中不可忽视的环节。不要使用含激素、重金属的化妆品，一些短期起效的美白产品中可能含有重金属铅、汞，在停用后往往会诱发和加重黄褐斑。此外，尽量避免口服避孕药，以免影响雌激素、孕激素水平而使黄褐斑加重。

29
外用药物治疗黄褐斑需要注意什么
?

应注意药物不耐受及严重的过敏反应，皮肤敏感者在使用治疗黄褐斑的外用药物时，先小面积涂抹，如无过敏反应，再逐渐扩大涂抹面积。如果出现明显的刺激性反应，如红斑、渗出等，需到医院进一步诊治，必要时可更换药物。患者在涂抹时须注意不要用力揉搓，而是轻轻按摩，使药物渗透到皮肤中，并且不要在病变区域反复地化妆和卸妆，以免造成对病变皮肤的刺激（加重炎性反应、色素沉着）从而导致黄褐斑进一步加重。在涂抹了外用药后要进行保湿剂、防晒霜的补充使用，做好个人防晒护理，避免阳光直射。

30
治疗黄褐斑的外用药会不会含有激素呢
?

治疗黄褐斑的正规外用药一般不含有糖皮质激素。虽然糖皮质激素具有非特异性抗炎作用，在早期治疗伴有炎症的黄褐斑时有一定的效果，但是激素的不良反应之一就是引起色素沉着，黄褐斑患者本来局部就有色素沉着，长期外用激素会使局部的色素沉着更加加重，不利于黄褐斑的治疗。同时长期不规范外用激素软膏容易使

皮肤受到损伤，角质层变薄，更容易受到紫外线的攻击而使黄褐斑加重。且在停用激素后容易发生"戒断"反应，从而使一些原有皮损加重。有些患者由于长期外用糖皮质激素，还会形成激素依赖性皮炎等新的皮肤损害，所以外用激素软膏不建议用于黄褐斑的治疗。

31
激光可以治疗黄褐斑吗
?

近30年，激光技术在皮肤科领域迅速发展，在血管性和色素性疾病、脱毛及浅表肿瘤、皮肤年轻化方面都有很好的治疗作用，但是对于

黄褐斑的激光治疗还存在争议。因为黄褐斑是机体脏腑功能失调、阴阳气血失衡等诸多内、外因素共同导致的疾病，部分患者在单纯激光治疗后，短时间内可以达到淡化色素的效果，但由于内在问题没有得到有效的缓解，加之患者激光治疗后如果没有严格按照医师的指导进行防晒、保湿等后续皮肤护理，病情还是会出现反复。更令人遗憾的是，部分黄褐斑患者应用激光后无效甚至加重。所以，建议患者选择正规的医院就诊，完善皮肤镜及黑光灯（Wood 灯）等相关检查，明确基于色素颗粒深度的黄褐斑分型。一般来说，表皮型对激光反应良好，治疗效果好；真皮型较差；混合型部分有效，部分无效。因此，在选择激光治疗时，一定要咨询专业的激光医师，在医师的指导下判断是否适合应用激光治疗，激光治疗后可选用医用修护面膜保护皮肤屏障，同时也要注重激光治疗后的严格防晒避光，避免黄褐斑加重。

32
果酸换肤可以治疗黄褐斑吗？

果酸换肤可以治疗黄褐斑。果酸是一种化学剥脱剂，果酸换肤的作用机制：果酸的强渗透性可使角质形成细胞粘连性减弱，真皮中的肥大细胞脱颗粒，真皮浅层毛细血管扩张，使皮肤新陈代谢加快，减少黑色素沉积，同时通过皮肤表层的剥脱，促进皮肤的再生修复，因此，对于黄褐斑的治疗具有一定作用。果酸换肤后，面部色素沉着减轻，肤质改善，还具有减少皱纹等功效。

但是果酸换肤并不适用于所有类型的黄褐斑，一般适合炎症不明显的黄褐斑。对于处在炎症期的黄褐斑如果使用果酸治疗，反而会加重皮肤的炎症反应，促进黑色素的生成。且频繁使用果酸治疗或使用浓度过高的果酸，可能会破坏角质层的防御功能，使紫外线更容易损伤皮肤，从而使黄褐斑加重。

在进行果酸治疗时，需前往正规医院，由专业临床医师面诊后谨慎操作，防止色素增加或脱失，同时应警惕瘢痕形成，在经过可控的果酸换肤治疗后，患者需要注意严格的避光防晒，否则反而会造成色素沉着而使病情加重。果酸换肤后皮肤可能会出现红斑、水肿、渗出、结痂等不良反应，一般可以使用医用面膜消炎、镇静以逐渐恢复。如遇严重不良反应，请务必及时到医院进行对症处理。

33 吸烟、饮酒对黄褐斑患者有哪些影响？

黄褐斑患者需要尽量避免吸烟，香烟中存在多种有毒物质，这些物质会影响皮肤屏障的功能，使皮肤对外部的过敏物质敏感度升高，从而诱发皮肤的炎症反应，造成皮肤中的黑色素沉积，加重黄褐斑。而且香烟中的尼古丁还会损伤皮肤血管，影响皮肤的新陈代谢，进而影响黄褐斑的治疗。

黄褐斑患者需要避免过量饮酒。酒精是一种刺激性的物质，在酒精的刺激下，容易引起皮肤血管的异常扩张，使自由基的产生增加，损伤皮肤血管，诱发皮肤过敏，加重血管性黄褐斑的炎症反应。

强刺激，简言之就是不要用力搓揉面部皮肤，最好选择较温和的洗面奶或香皂，不建议使用磨砂类清洁用品。皮肤较敏感的患者，也可以只用清水洗脸。洗脸的水温以略低于我们皮肤温度为宜，尽量避免用温度较高的热水洗脸，这样会加重面部皮损处屏障的损伤。喜欢化妆的女性朋友，晚上一定要把妆卸干净并进行面部的清洁才能入睡，切不可带妆入睡，这样会加重皮肤的损伤。

34
黄褐斑患者洗脸时应该注意什么
?

黄褐斑患者在洗脸时应避免

35
黄褐斑患者应如何选择化妆品
?

黄褐斑患者往往存在皮肤屏

障受损的问题，皮肤无法有效锁住水分，而补充的水分也会很快流失，从而造成皮肤缺水、干燥、敏感，导致黄褐斑的形成或加重。因此，建议黄褐斑患者选用具有保湿和屏障修复功能的医学护肤品，以增强皮肤耐受性，促进皮肤屏障修复。医用护肤品成分简单，安全性高，同时具有一定的医疗功效。再者，黄褐斑患者可以在保湿、修复皮肤屏障的基础上加一些正规的具有美白祛斑功效的化妆品，以加快色斑的消退，如中药面膜七子白粉、北京中医医院国医大师陈彤云研发的洋参系列护肤品等。

36
黄褐斑患者洗澡时应该注意什么？

黄褐斑患者在洗澡时首先要注意水温，不能用太热的水，也不能过冷，温度控制在 38 ~ 40℃ 为宜。避免热水直接冲击面部，热水或热的水蒸气会使皮肤在短时间内迅速脱水，皮肤容易变得干燥和粗糙，紫外线等更容易刺激皮肤而使黄褐斑加重。不要过度搓洗面部色斑，洗澡时选择比较温和的沐浴乳，清洁面部时使用温和的洗面奶或香皂。不建议使用磨砂类清洁用品，容易损伤皮肤角质层，破坏皮肤屏障。尤其对于干性皮肤，洗完澡后注意做好补水保湿，应在洗浴后先喷一遍柔肤水，让其充分地浸湿面部深层皮肤，在快干的时候再喷一遍柔肤水，然后再涂保湿乳液等，长期坚持才能有一定的作用，对黄褐斑防治产生一定的效果。

37
黄褐斑患者为什么要保持心情舒畅
?

很多黄褐斑患者在起病或疾病进展时有过精神创伤，存在不同程度的急躁、易怒、抑郁、焦虑、神经衰弱等情况。对此有学者认为不良的精神因素可能会引起下丘脑-垂体系统释放促黑素细胞激素等相关神经肽而致色素沉着，此外，交感神经过度兴奋时可产生很多黑素促进因子，使皮肤色素加深。中医认为，女子以血为本，以肝为先天，肝血充足，肝气调达，情志舒畅则面色红润，气色悦人；情志失调，肝气不疏则容易导致面部生斑。因此，保持愉悦的心情、乐观的精神是身体健康的重要因素，也是加速疾病痊愈的"灵丹妙药"。

38
黄褐斑患者为什么要防晒
?

日光照射是诱发和加重黄褐斑的重要因素之一，有研究表明，紫外线能够影响黑素细胞、角质形成细胞、真皮成纤维细胞等的代谢，促进相关因子分泌而加速黑素细胞的增殖、分化，激活内皮细胞而增加色素沉着。因此，在预防和治疗黄褐斑时，首先应避免诱发因素，做好防晒。防晒主要有两种方式：物理防晒和化学防晒。物理防晒可选择打遮阳伞、戴宽檐帽等，也可以选用物理性防晒霜，通过反射或散射作用来防护紫外线及可见光。化学防晒主要是选用SPF ≥ 30的广谱防晒剂。另外，除了注意采取防晒措施外，还需避免服用光敏性药物和光敏性食物。光敏性食物如泥螺、灰菜、紫云英、鲜笋、小茴香、荠菜、茼蒿、莴笋、萝卜叶、西蓝花、乌麦、香菜、红花草、油菜籽、芥菜、无花果、柑橘、青柠檬、杜

果、波罗蜜等；光敏性中药材如补骨脂、白芷、竺黄、荆芥、防风、沙参等；光敏性药物如磺胺药、阿司匹林、水杨酸钠、四环素、氯苯那敏、氯氮䓬、避孕药、雌激素等。因此，患有黄褐斑的患者一定要注重防晒和饮食。

39 哪些食疗方法有助于治疗黄褐斑？

中医认为，黄褐斑的形成多与气血不能荣养皮肤有关，其发病多与肝肾、脾胃相关。平时可食用一些补气养血、健脾养胃、滋补肝肾的食物，如茯苓、山药、葛根、炒薏米、

芡实；五谷杂粮等常食可以健脾祛湿；枸杞子、桑葚、黑豆、黑芝麻等可以滋补肝肾；大枣、阿胶可以补血养颜。平日要忌辛辣刺激食物，牛肉、羊肉、海鲜等也要尽量少吃。多食含有维生素 C 的水果，如西红柿、山楂、猕猴桃等，总之，饮食宜清淡，避免辛辣、肥甘、厚味等。日光是黄褐斑发生和加重的一个重要因素，某些食物能够影响皮肤对光线的吸收度，尤其在夏季或海边光线较强的日子里，应尽量避免食用茴香、苋菜、灰菜等，以免诱发或加重黄褐斑。

40
如何预防黄褐斑的复发
?

黄褐斑治愈后的患者需要多加注意，防止复发。首先，一定要建立防晒意识，做好防晒工作，一年四季皆需防晒，尤其是夏季，避免暴晒，避免日光损伤；其次，注意情绪平和，尽量减少焦虑、抑郁，心情舒畅最重要；再次，合理使用保湿护肤品，保护好皮肤屏障；另外，养成规律且适宜的饮食习惯，多饮水，避免光敏性食物，劳逸结合，适度锻炼，保持规律的作息和充足的睡眠。

41
如何摆脱黄褐斑带来的负面情绪
?

情绪是影响黄褐斑的一个重要因素，而黄褐斑的治疗又是一个漫长的过程，这期间就需要患者保持平和的心态，控制自己的情绪，学会自我调节。当面对负面情绪时，可以找到自己感兴趣的事物，转移注意力，选择一个平时能让自己放松的事情去做，比如听音乐、看电影、读书、画画、逛街等。也可以将负面情绪发泄出来，不把坏情绪堆积在心里，运动是一个很好的可以发泄情绪的方式，比如拳击、跑步、跳舞等；运动还是一个可以缓解焦虑紧张情绪的很好的方法，比如

瑜伽、太极拳等。另外，旅游、接触大自然、野外徒步、公园遛弯、与朋友聊天等让自己开心起来的事情，都可以帮助你摆脱黄褐斑带来的负面影响。切勿一个人独自郁闷。

42
怎样配合医生治疗黄褐斑
?

良好的医患合作关系，不仅可以带来良好的就医体验，还可以获得更好的治疗效果。治疗过程中患者对医生的信任对于疾病的疗效起着至关重要的作用。因此，黄褐斑患者在治疗过程中应当积极配合医生，相信医生的专业

治疗方案，牢记医生的叮嘱，按时、按要求用药。在日常生活中注意皮肤护理，适当地使用面膜、面霜对皮肤进行补水，防止皮肤干燥，为黄褐斑的治疗创造有利条件；做好防晒，外出时可以使用遮阳伞，涂抹合适的防晒霜，减少紫外线对皮肤的照射，是防治黄褐斑的重要前提；保持合理饮食，多进食富含维生素 C 的食物，如西红柿、草莓、猕猴桃等，少食或避免食用光敏性蔬菜、水果，如苋菜、灰菜、杧果等；起居规律，长期熬夜容易导致内分泌及免疫系统紊乱，影响皮肤黑素细胞的功能，导致黑色素合成过多，进而导致或加重黄褐斑；健康、适当的运动可以提高人体免疫力，有利于失衡的内分泌系统恢复正常，为黄褐斑的消除创造条件；保持心情愉悦，不良的情绪，长期的焦虑、紧张，同样会导致内分泌紊乱，使体内的色素代谢发生障碍，所以，黄褐斑患者治疗的同时要保持一个良好的心态。

第二章 看清黄褐斑的本质

中医
部分

一

古代医家对黄褐斑的认识

古代医家对黄褐斑的论述比较分散，有的描述为"面色黧黑"，有的描述为"面尘"，还有的描述为"黧黑斑"，这些病名出现在古代各类医书中，如中医经典著作《难经·二十四难》《备急千金要方》《外科正宗》《外科大成》中均有记载。名虽不同，但从字面上看，也或多或少体现出一些本病的特征，即面部皮肤颜色偏于黯晦，缺乏光泽。

到底为什么会患上黄褐斑呢？古人有什么见解呢？

对于这个问题，各医家有自己的经验和论述，可谓各有见地。现代人听得较多的观点是气血不足，明代《外科正宗》有类似观点，书中说："黧黑斑者，水亏不能制火，血弱不能华肉，以致火燥结成斑黑，色枯不泽"，认为是气血不足，肾阴虚不能制火，以致火燥结成黄褐斑。但是古代各家学说，百家争鸣，除了认为本病与气血不足有关外，还有一些观点认为是凝血在脏，热入血室导致的，与现代常说的"血瘀"有些相似，比如明代《普济方》中说："面上黯，此由凝血在脏"。瘀血乃污秽之血，其色紫黑而不鲜。还有一些医书强调问题在"肝"，认为肝气不疏、肝气郁结，气郁导致气血不能上荣于面部而形成黄褐斑，如吴谦在《医宗金鉴》中提到黧黑"如尘久始暗，原于忧思抑郁成"。还有医家认为，肝血不足可导致此病，如清代《张氏医通》谈到"面尘脱色，为肝木失荣"。也有强调问题在"胃与肾"，如清代《医碥》中提到"面黑，有胃阳虚，肾寒侮土，故黑色见于面唇（唇者，脾之华，土不胜水，故黑）"。

总之，古代医家从自己的经验总结认为，本病是脏腑功能失调、气血不能上荣所致，不同的个体会有不同的失衡原因，也会因个体差异导致不同的症状，调理气血、阴阳、脏腑，辨证论治，仍是中医治疗黄褐斑的关键。

二

近代医家对黄褐斑的认识

近代名老中医继承古人的经验，认为黄褐斑发病从脏腑角度考虑，主要和肝、脾、肾有关，或由于肝郁气滞，情志失调，肝失条达，血行不畅，郁久化热，肝火亢盛，火燥结滞，灼伤阴血，致使精气不能上荣，颜面气血失和，络脉闭阻，发为本病；或由于脾胃虚弱，饮食失节，过食肥甘厚味炙煿之品，或体虚劳倦，使脾土输布失职，运化失健，津液输布代谢障碍，水液停滞于体内，湿阻于内，上蒸于面而发病；或由于房劳无度，生产过多，肾精耗伤，精血亏虚，水火不济，虚火上炎，肾水不能上承以滋养、润泽颜面，使肌肤失养。

北京中医医院皮肤科名老中医赵炳南、张志礼先生认为，本病因肾气不足，肾水不能上承；或因肝气郁结，肝失条达，郁久化热，灼伤阴血致使颜面气血失和而发病。另外，本病与月经和妊娠相关，冲任失调，或妊娠后血以养胎，不能上荣于面，气血失和，故面部生黑斑。北京中医医院妇科名老中医刘奉五则认为，本病因气滞血瘀，阳明蕴热，或汗出当风，风邪客于营卫，肌肤气血失和所致。在临床治疗时，常根据患者症状表现将本病分为三种证型。肝郁气滞型：面部青褐色斑片，性格急躁或抑郁，胸胁胀满，口苦咽干；女子或有月经不调，经前或行经时乳房胀痛；失眠多梦，舌质红，脉弦。治宜疏肝解郁，活血消斑，常以逍遥散或柴胡疏肝散加减治疗。心脾两虚型：面色㿠白无华，灰褐色斑片；伴有气短乏力，少气懒言，或心悸，腹胀，纳差；女子月经不调，或量多色淡，或经少闭经。治宜益气健脾，养血消斑，方用归脾汤加减。肝肾不足型：暗褐色斑片，对称分布于颜面；伴有头眩耳鸣，腰膝酸软，五心烦热，骨蒸盗汗。治宜培补肝肾，调摄冲任，方用六味地黄丸加减。患者可根据医师指导选择合适的治疗方案。

三

陈彤云对黄褐斑本质的认识

国医大师陈彤云认为，"头为诸阳之会"，气血充盈之地，正如《诸病源候论》所提"五脏六腑，十二经血，皆上于面，夫血之行，俱荣表里"，故人体脏腑功能失调，经脉阻滞，气血不足，即可反映到面部，而面部出现黄褐斑说明人体已经出现气血逆乱。陈老提出从"血"论治黄褐斑，认为气血亏虚、气机逆乱、寒凝血涩、瘀阻脉络是黄褐斑的关键病机。气血逆乱与人体脏腑功能失调息息相关，尤与肝、脾、肾三脏功能失调关系最为密切。陈老认为，肝、脾、肾三脏均为"血脏"，肝藏血，脾生血，肾生精，精血同源，而黄褐斑的发生与"瘀血"密切相关，"有瘀必有斑，无瘀不成斑"，所以，肝、脾、肾三脏，无论哪一脏功能失调，皆可致瘀而形成黄褐斑。黄褐斑发病与肝、脾、肾三脏的生理功能有关。

肝藏血，主疏泄，调畅人体一身的气机运动，肝郁则气滞，气机不畅则血行不畅，必然导致"瘀"病理产物的生成，且女子以肝为先天，更容易受到周围生活环境、社会因素的影响而导致情志失调，进而导致黄褐斑。脾统血，主运化升清，为人体后天之本，若长期思虑太过，或恣食肥甘厚腻，或肝气不疏，克伐脾土，导致脾虚运化失司，气血生化无源，面部失于濡养，气虚血亏，生血无源，行血无力，久则致"瘀"而导致黄褐斑。肾为水火之脏，为人体后天之本，精、血、津之源，肾脏功能失调导致黄褐斑的发生主要体现在两个方面，一方面肾阳不足，温煦气化不足，脾不得肾阳之资助，气血乏源，面失濡养；另一方面肾精不足，精血亏虚，不能上荣头面，气亏血虚，久则致瘀。此外，根据中医五色归五脏的藏象理论，脾主黄，肾主黑，肝主青，黄褐斑的发生与肝、脾、肾亦有密切关系。

西医
部分

　　黄褐斑的发病由多种原因所致，目前发病机制尚不明确，认为主要是由于黑素颗粒的分泌增加、黑素细胞增多，色素在局部组织堆积、沉着而导致。

—

皮肤屏障功能受损

　　皮肤屏障受损是黄褐斑发生和加重的重要原因。皮肤屏障的破坏，容易使皮肤处于一种高度敏感的状态，外界的抗原容易刺激皮肤，产生炎症反应，发生炎症后导致色素沉着。受损的皮肤屏障，在相同的紫外线照射时，酪氨酸酶的活性剂、黑素相关蛋白激酶更易增加，黑素细胞活性增强，色素颗粒分泌增多，会进一步加重黄褐斑。皮肤屏障的完整性与皮肤中水分的充足密切相关，皮肤屏障受损，皮肤表面角质层水分减少，角质形成细胞功能与结构出现障碍，不能将黑色素及时运输到表皮，导致黑色素代谢障碍，也是导致黄褐斑发病的机制。

二

雌激素、孕激素

人体的脑垂体、肾上腺、卵巢、睾丸等分泌的激素均可直接作用于黑素细胞，虽然目前黄褐斑的发病机制尚未完全清楚，但与雌激素偏高还是有一定联系。雌激素可以刺激黑素细胞分泌黑色素颗粒，促进色素沉着。女性黄褐斑与其内分泌失调、下丘脑－垂体－卵巢轴失衡有显著关系。如妊娠时雌激素水平升高，可能是导致黄褐斑的直接原因，而口服避孕药、激素替代疗法、肝硬化、妊娠、月经周期紊乱、性生活不协调及精神压抑等易造成体内雌激素水平变化较大，也使黑色素形成增加。

女性的雌、孕激素呈周期性变化，雌激素和孕激素均对黑素细胞存在一定的影响。前面我们谈到了雌激素可以刺激黑素细胞分泌黑色素颗粒，促进色素沉着，而孕激素也有促进黑色素颗粒转运和扩散的作用，所以同样会有促进色素沉着的作用，50% ~ 70% 的孕妇会发生黄褐斑。如果是由于口服避孕药引起黄褐斑的患者，那就最好尝试采用其他方式避孕。人体雌、孕激素水平失衡时，可导致黑色素分布不均而出现色斑。男性的雌激素、孕激素水平相对于女性来说更为稳定，因此，男性黄褐斑的发病率比女性低。

三

慢性疾病

黄褐斑的病因和发病机制至今并不十分清楚，通常认为本病与内分泌失调、遗传、紫外线照射、精神因素及使用避孕药、外用化妆品等诸多因素相关，而一些慢性疾病同样会导致黄褐斑的发生，比如卵巢、子宫、性腺功能异常的患者常发生黄褐斑。卵巢功能障碍会影响雌激素水平而伴发黄褐斑，而卵巢囊肿、子宫肌瘤在发展过程中会产生各种细胞生长因子，导致人体激素代谢紊乱，促黑素细胞激素分泌增多，黑素细胞抑制因子浓度降低而形成黄褐斑，另外，某些慢性疾患（如肝炎、结核等）也可发生黄褐斑。

四

甲状腺疾病

国内、外研究表明，甲状腺异常与黄褐斑的发病有一定联系。甲状腺激素在人体内如果含量过高，可以促进酪氨酸酶和黑素小体合成增加，从而使黑色素形成增多。有研究显示，患黄褐斑的女性中甲状腺疾病发病率比同年龄组健康女性高

4倍，因妊娠或口服避孕药所致黄褐斑患者中，甲状腺功能异常发生率可达 70%。还有研究显示，甲状腺功能亢进的患者伴发黄褐斑的概率也会增加，所以，建议黄褐斑患者可以定期做一下甲状腺相关检查。

五

遗传因素

　　遗传因素是黄褐斑发生的常见原因之一。部分黄褐斑患者往往有家族史，尤其在男性患者中，遗传因素被认为是男性患黄褐斑的主要因素之一。深色皮肤较浅色皮肤者更容易受遗传因素影响。还有研究显示，黄褐斑好发于某些人种或人群，如拉丁美洲黄褐斑的发病率可达到 60% ～ 70%，远高于其他地区，故遗传和种族因素在黄褐斑的发病中也受到广泛重视。

六

其他因素

　　黄褐斑发病机制复杂，除与上述内分泌因素、慢性疾病、遗传因素等有关外，以下因素也可能导致黄褐斑的发生和加重，如日晒、氧自由基、皮损区微生物失衡、微量元素含量异常、血液流变学改变、药物与化妆品及精神因素等。

1. **日晒** 被认为是促使黄褐斑加重的最主要因素。紫外线作为一种外源性因素，可使照射部位黑素细胞增殖，促进黑素颗粒的产生和激发氧化应激反应，从而促使黄褐斑的发生和加重。对于肤色较深者来说，长波紫外线和可见光增加皮肤色素沉着的作用会更明显。此外，部分黄褐斑患者可能存在光接触过敏，与其发病也具有一定的相关性。因此，黄褐斑患者尤其要注意日常生活中严格防晒。

2. **氧自由基** 与黄褐斑的产生也有一定联系，正常情况下自由基的消除和产生会达到动态平衡，但当体内氧自由基含量改变时，多余的自由基会通过一系列反应最终生成难溶性物质——脂褐素，导致色斑的产生。此外，体内自由基的含量改变时会导致体内的抗氧化防御机制失衡，破坏细胞功能，损伤组织，加速皮肤的衰老，也会导致黄褐斑的发生。

3. **皮损区微生物失衡** 皮肤表面局部的一些微生物由于多种原因发生菌群失调。黄褐斑皮损区域的痤疮丙酸杆菌、微球菌和革兰氏阴性杆菌较正常人相同区域显著增多，这些细菌可以产生褐色素和菊黄色素。如果在一定温度范围内，温度越高，活菌数越多，产色素就会越深，这可能是黄褐斑春、夏季加深或复发，秋、冬季减轻甚至消失的原因之一。

4. **微量元素含量异常** 研究显示，黄褐斑的发生还可能与血清铜升高、红细胞锌降低有一定关系。这也许与锌离子和铜离子在色素合成过程中可能具有某些重要作用有关。

5. 血液流变学改变　近年来越来越多的研究发现，血管及血液流变学异常可能是黄褐斑的重要发病原因之一，黄褐斑患者多有明显的毛细血管扩张样红斑及血液流变学改变（血液黏度增加，导致血液瘀滞、微循环障碍等，从而出现黄褐斑）。古今医学有相通之处，古代医家认为"血瘀"可能导致黄褐斑的产生。

6. 药物与化妆品　除长期服用避孕药会造成体内激素水平紊乱而导致黄褐斑外，有报道称长期应用某些药物，如氯丙嗪、苯妥英钠、螺内酯等，可诱发黄褐斑样皮损。化妆品也可诱发黄褐斑，这可能与化妆品中某些成分如枸橼酸、水杨酸盐、氧化亚油酸、重金属元素、防腐剂、香料、染料甚至蜂蜡基质有关，尤以劣质化妆品更为有害。

7. 精神因素　很多黄褐斑患者在起病或疾病进展时有过精神创伤，存在不同程度的易怒、抑郁、神经衰弱等。对此有学者认为，不利的精神因素可能是通过下丘脑－垂体系统释放促黑素细胞激素 (MSH) 等相关神经肽而致色素沉着，此外，副交感神经过度兴奋时可产生很多黑素促进因子，使皮肤色素加深。黄褐斑皮损本身很少造成患者痛苦或不适，但因生于暴露部位影响美观而给患者造成一定的心理和社会压力，这种不良影响又使皮损进一步发展、加重，导致很多药物治疗奏效甚微。

第三章 黄褐斑的"罪魁祸首"

1

体质、皮肤性质
的遗传

黄褐斑的发生与我们自身体
质有一定相关性。一般气郁
体质和血瘀体质的人相对更
容易患黄褐斑。气郁体质的
人，更容易"不开心"，长期
情志不畅就会影响人体"气"
的运行；而血瘀体质的人，体
内有血液运行不畅或瘀血内
阻的潜在倾向，常会有"面
色晦暗""舌有瘀斑""口唇
紫暗"等表现，若这样的体
质状态得不到改善，长此以
往，就会影响气血运行，机
体就很可能以某种形式告诫
人们身体有些方面出现问题
了，这种告诫形式在某些人
身上就可能表现为"黄褐
斑"。所以，气郁体质和血瘀
体质的人更应该注意改善自

己的体质，以防黄褐斑的发
生。而皮肤性质方面，从世
界范围看，黄褐斑倾向于发
生在皮肤、毛发深色的个体，
好发于拉丁美洲和亚洲女性，
亚洲裔中年女性患病率可高
达 30%。另外，研究发现，
日晒后不容易晒伤但容易晒
黑的人群更易患黄褐斑。

2

雌、孕激素水平
的变化

正如第二章"看清黄褐斑的本
质"所说，虽然目前黄褐斑的
发病机制尚未完全清楚，但与
雌、孕激素水平的变化有一定
关联。雌激素可以刺激黑素细
胞分泌黑色素颗粒，促进色素

沉着。孕激素可促进黑色素颗粒转运和扩散，同样会促进色素沉着。故人体雌、孕激素水平失衡时，可导致黑色素分布不均而出现色斑。

3
皮肤防护不当

过强的紫外线照射可以造成皮肤损害，这是皮肤衰老的直接原因之一。皮肤表面出现的色斑、皱纹等表现，都与紫外线照射有一定关系，因此要特别注意防晒。不采取避光防晒的措施而长时间暴露在室外过强的紫外线照射下，是极不明智的。防晒方式包括"遮蔽防晒""涂抹防晒"，遮蔽防晒可以使用遮阳伞、防晒衣、帽子、太阳镜来有效防止晒伤，一般的遮蔽防晒可以屏蔽90%以上的紫外线；涂抹防晒主要是使用防晒产品，目前防晒产品已成为日常用品以及多功能产品的主打。越来越多的品牌推出了防晒产品，并把它们与日常护肤用品和化妆用品结合在一起，推出多功能产品，使防晒融入日常生活。

4
护肤品使用不合理

我们的皮肤表面呈弱酸性，因此不能使用强碱性的清洁产品，这样会损伤皮肤的保护膜。特别是干性和敏感性皮肤的人，并不需要每次洗脸都使用洁面产品，平时不化妆时，仅用清水洁面也是可以的。对于某些具有磨砂去角质作用的清洁产品，不宜频繁使用。干性和敏感性皮肤则应避免使用磨砂类清洁用品，对于油性皮肤，十天半个月使用一次即可。随着人们生活水平的提高，大家对美的追求更加强烈，越来越多的人不当或过度地应用各种嫩肤、焕肤、美白系列护肤品，这些护肤品中往往含有角质剥脱剂或激素等违禁成分，长期使用会造成皮肤损伤。

5
生活习惯方面的疏忽

面部色斑、黄褐斑是逐渐形成的，这与我们不良的生活习惯、不健康的饮食、各种负面情绪、精神紧张、压力大都有直接关系，多种因素导致机体内环境紊乱。一些不健康的生活方式，如熬夜，长期无节制地吸烟、饮酒，饮食不节制（暴饮暴食、饥饱无常、过多食用甜食或油炸食品、常食冷饮）等都会造成皮肤晦暗无光泽、色斑形成、皮肤粗糙等。现代人长时间面对电脑、手机的工作和生活方式也对皮肤不友好，除了我们熟知的紫外线照射会导致和加重黄褐斑外，手机和电脑等电子屏幕以及LED 灯会产生蓝光辐射，加速皮肤老化，进而导致黄褐斑。所以，给自己的电子产品贴张防蓝光贴膜是个不错的选择。此外，电脑显示器表面存在着大量静电，其集聚的灰尘可能转射到面部和手部的皮肤裸露处，时间久了，易发斑疹、色素沉着，细纹滋生，面部皮肤干燥、脱皮和面色暗黄，严重者甚至引起皮肤病变等。

6
情绪波动的影响

皮肤受神经系统调控，如果持久、剧烈的精神刺激得不到缓解，可能会引起皮肤病变。一个人心情舒畅，乐观开朗，交感神经处于兴奋状态，心排血量增加，皮肤血流量增加，就会使人充满活力，容光焕发，不易长斑；如果终日忧思、焦虑、悲伤、易怒，被不良情绪笼罩，就会使副交感神经处于兴奋状态，促进黑色素分泌增加；同时，负面的精神情绪还

会影响胃肠功能，影响营养吸收，使得面容憔悴，加重黄褐斑。因此，保持稳定、良好的情绪，乐观向上的生活态度，有利于皮肤的保养，将黄褐斑拒之门外。

另外，长期精神紧张和繁重的工作、学习压力以及强烈的精神创伤也会导致黄褐斑的发生或加重。这与引起副交感神经兴奋、促进下丘脑－垂体系统释放促黑素细胞激素有关。此外，副交感神经过度兴奋时也会产生很多黑素促进因子，对促黑素细胞激素等亦有增强作用，进而使黑素细胞增加，诱发或加重黄褐斑。不仅如此，精神刺激、不良情绪还会影响皮肤的新陈代谢，使得黑色素不能及时地代谢。因此，放松心情，学会给自己减压也是防治黄褐斑的重要方法。

7
出现问题后的不当处理

女性的皮肤角质层略薄，如果经常使用不适当的化妆品、护肤品，导致皮肤屏障损伤，经日晒后更容易导致黄褐斑或其他色素斑的产生。因此，在治疗和防护方面，皮脂分泌较为旺盛的油性肌肤患者，要注意清洁，以免导致皮肤暗沉、污浊，防晒品也应清爽不油腻。皮脂分泌较少、平时过度清洁的干性肌肤、敏感性肌肤患者，皮肤屏障功能已经损伤，导致皮肤老化、色斑形成，更应该遵守适度的原则，护肤品要有保湿修复的功能。

另外，某些含有光毒性物质的化妆品也有可能是黄褐斑产生的隐形杀手。黄褐斑与化妆品中的某些成分 [如重金属（铅、汞）、氧化亚油酸、水杨酸、防腐剂、香料、染料甚至蜂蜡基质] 有关，尤其是那些低廉劣质的化妆品更为有害。这些物质可以直接作用于皮肤，从而导致色素沉着。铅和汞等重金属被添加在一些化妆品中，虽然有"立竿见影"的美白效果，并且风靡一时，但人们很快发现，一旦停用这些化妆品，皮肤很快泛黄、起斑、发黑，并且长期使用会导致铅、汞中毒，严重损害身体健康。因此，滥用一些美白、祛斑、换肤产品及化妆品，也有可能诱发或加重黄褐斑，建议各位患者朋友们一定要挑选正规品牌的护肤品、化妆品。

第四章 贴心医生
来支招儿

中医内治

？ 解答1
中医内治的原则是什么

黄褐斑俗称肝斑,中医文献中也有"黧黑斑""面尘"的记载。中医认为,黄褐斑是全身性疾病的一种局部反应,本病虽发于颜面,但主要还是由于机体功能失调所致,多由脾虚肝郁、气血瘀滞或肝肾亏虚等引起,气血不能滋养皮肤,病位在肝、脾、肾,故中医内治的原则应以疏肝、健脾、滋肾为主。

？ 解答2
我的黄褐斑很轻,
仅是皮肤淡褐色斑片,
该如何治疗

如果黄褐斑较轻的话,可以先从调整生活方式入手,改变生活习惯,如果无好转的话再去就诊,寻求医生的帮助。

黄褐斑的防治需要注意的因素还是较多的，第一，要注意"护肤三部曲"，即皮肤的清洁、保湿和防晒，这是由于过度清洁和皮肤干燥都会破坏皮肤屏障，而皮肤屏障的破坏和日晒可以诱发和加重色斑，平时应注意选用温和的洁面产品，适度涂抹保湿霜，不要选用劣质、成分不明的护肤、化妆产品，尽可能地避免日晒，如穿防晒衣，戴墨镜、宽檐的遮阳帽，选择宽光谱的防晒霜等，防晒应当贯穿黄褐斑的整个治疗过程。第二，要保持情绪舒畅，避免长期忧思焦虑、烦躁易怒、精神紧张等不良情绪，不要因为长了黄褐斑而过于焦虑，这样反而会使自己陷入坏情绪中，加重黄褐斑的恶性循环。第三，要保障睡眠，充足且规律的睡眠对于黄褐斑患者是非常重要的，应积极治疗失眠。第四，要谨慎服药，尤其是避孕药等，长期口服避孕药会使体内激素水平发生变化，进而诱发和加重黄褐斑。第五，若存在甲状腺或妇科方面的疾病，如甲状腺功能亢进、月经不调、痛经、子宫附件炎等，应针对性治疗。

解答3
有些医生治疗黄褐斑除了用维生素C，还会用维生素E，这是为什么

维生素 E 也有一定祛斑作用，可以抑制黄褐斑形成。黄褐斑是体内氧化与抗氧化平衡紊乱的结果，氧自由基参与的

氧化反应、超氧化物歧化酶（SOD）参与的抗氧化反应在一般情况下呈平衡状态，而一旦氧自由基形成过多，或超氧化物歧化酶（SOD）活性降低，不足以清除生理状态下的氧自由基，使其含量相对增加，则会导致氧化反应加剧，进而氧化产物丙二醛（MDA）含量升高，形成黄褐斑。维生素E可清除自由基，减弱氧化反应，保护细胞膜免受自由基的氧化损伤，抑制黑色素形成，从而减轻黄褐斑。临床上，维生素E常与维生素C联合应用治疗黄褐斑。

解答4
为什么用谷胱甘肽治疗黄褐斑

谷胱甘肽可作用于酪氨酸酶，抑制其活性，从而抑制黑色素的形成。酪氨酸酶是酪氨酸转变为黑色素的催化剂，是黑色素生成过程中的重要物质。同时谷胱甘肽分子结构上的巯基可与自由基结合，使自由基转化为易代谢的酸性物质，从而清除自由基。有文献报道，谷胱甘肽注射液1.8克＋维生素C注射液2克＋5%葡萄糖注射液250毫升，静脉滴注，每天1次，20天为1个疗程，对于治疗黄褐斑有一定效果。但是患者不可自行用药，以免产生不良反应，建议在医生指导下进行用药。

治疗黄褐斑为什么要用止血药

目前很多医生治疗黄褐斑会使用一种药物叫"氨甲环酸"，又叫"止血环酸""传明酸"，它确实是一种止血药，同时它对于黄褐斑也有很好的治疗效果，其疗效得到了医生和患者的认可，也有不少相关临床报道证实，氨甲环酸逐渐被用于防治色斑和色素沉着。这是因为氨甲环酸与酪氨酸结构相似，可以"欺骗"酪氨酸酶，代替酪氨酸与酪氨酸酶结合，竞争性干扰酪氨酸酶对酪氨酸的催化作用，从而抑制黑色素合成。

氨甲环酸用于治疗黄褐斑有多种给药方式，如口服给药、皮下注射及局部外用给药等。其中，口服给药制剂用于治疗黄褐斑的研究较为广泛，也呈现出较好的祛斑效果，一般口服 0.25 ~ 0.5 克，每日 2 次，连服 3 ~ 6 个月。但要注意的是，目前氨甲环酸说明书的适应证仅限于："急性或慢性、局限性或全身性原发性纤维蛋白溶解亢进所致的各种出血"，所以黄褐斑患者应在有经验医生的指导下使用。氨甲环酸不良反应偶有药物过量所致颅内血栓形成和出血、腹泻、恶心、呕吐、经期不适等，有血栓形成趋向者禁用，肾功能不全者慎用，长期服用应做眼科检查。

？ 解答6
哪些口服药物会诱发和加重黄褐斑

　　一些口服药物（如口服避孕药）可以诱发和加重黄褐斑，这是因为口服避孕药多是雌激素／孕激素的复方制剂，对体内性激素水平有影响，而体内性激素水平的变化会显著影响黄褐斑的形成。一些绝经后妇女受更年期症状的困扰，选择激素替代和人工周期治疗，由于长期摄入雌激素／孕激素制剂，也会诱发和加重黄褐斑。除此之外，氯丙嗪、苯妥英钠、螺内酯等也会诱发和加重黄褐斑，应予注意。

？ 解答7
治疗黄褐斑还可以联合服用哪些药物

　　很多疾病与黄褐斑的发生有关，如肝病、肿瘤、妇科疾病、甲状腺功能亢进（简称甲亢）、结核、焦虑、抑郁、失眠等。所以，在治疗黄褐斑的同时，针对以上疾病的治疗、用药也是非常重要的，如抗焦虑／抑郁药、安眠药等。当以上原发疾病（如肿瘤、肝病、结核、甲亢等）危重时，应以治疗原发疾病为先，待病情稳定后再针对黄褐斑进行治疗或使用外用药治疗。

解答8
预防黄褐斑，
日常饮食应注意什么

良好的饮食习惯是预防黄褐斑的重要方面，应注意：①膳食多样化，多食用粗纤维食物，可适当多进食富含维生素C的蔬菜和水果，如猕猴桃、草莓、木瓜等；少食辛辣、刺激性食物，少饮用浓茶、咖啡、可乐；避免进食光敏性食物，如雪菜、莴苣、苋菜等。②三餐规律，不过度饥饿，也不暴饮暴食而增加肠胃负担。

二

中医外治

解答1
中医外治法对于黄褐斑有什么
独特方法和优势

中医外治法是与内治法相对的一种治法，具有使用简便、疗效确切、费用低廉等特点，中医外治法治疗黄褐斑的独特方法包括中药面膜、针灸、耳针、刮痧、拔罐、埋线等。中医药治疗以辨证论治为原则，而这些中医外治方法可以将局部治疗与系统辨证相结合，既可以局部活血化瘀，又可以调节脏腑气血、阴阳，共同起到祛斑的作用。

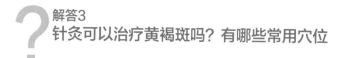

解答2
中药面膜有什么样的功效，如何使用

中药面膜（粉膜）由于药物组成不同，功效各异。治疗黄褐斑的中药面膜主要具有活血化瘀、美白淡斑等功效。使用时将药粉 3 克与含有石膏的底粉 15 克用牛奶混匀，均匀涂抹于色斑处，约一枚硬币厚度，持续 20 分钟后取下。临床上常用"七白"作为祛斑药物，即白术粉、白芷粉、白及粉、白茯苓粉、白芍粉、白附子粉、白蔹粉等。除此之外，也有一些名医经验配方，北京中医医院国医大师陈彤云经过多年实践，认为西洋参、三七、益母草等有很好的美白靓肤功效，临床疗效显著。想要使用中药面膜的话，建议在医生指导下使用，不建议自行配方，防止产生皮肤过敏等不良反应。

解答3
针灸可以治疗黄褐斑吗？有哪些常用穴位

针灸是治疗黄褐斑较为常用的一种中医外治方法，广义的针灸疗法包括毫针疗法、耳针疗法、火针疗法、放血疗法、艾灸疗法等，其中毫针疗法最为常用，同时也是其他针刺疗法的基础。狭义的针灸疗法一般指毫针疗法，即采用毫针，通过一定的手法和选穴，产生对相应腧穴的刺激作用。一般针刺的部位和穴位既有局部选穴，又有远端选穴。针刺局部，能够疏通局部经络，促进局部气血运行，从而起到淡化色斑的作用；针刺远端，可以系统地调整全身脏腑功能，疏通经脉，调和气血，以达到治疗黄褐斑的目的。针灸治疗黄褐斑一般首先在面部局部选穴进行围刺，操作时一般使用3根以上针灸针包围刺向病变部位，面部局部选穴主要为阿是穴（即黄褐斑块区），以及面部的鱼腰、太阳、阳白、四白、地仓、下关等。古代医家认为，黄褐斑的发病主要与足厥阴肝经、足少阴肾经、足太阴脾经这三条经脉有关，因此，临床远端选穴多从这三条经脉着手进行辨证论治：如肝郁气滞型取肝俞、太冲、血海、足三里；脾虚湿蕴型取胃俞、脾俞、足三里、血海；肾阴亏虚型取肾俞、照海、足三里、血海等；冲任失调型取三阴交等。

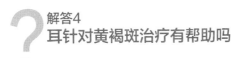

解答4
耳针对黄褐斑治疗有帮助吗

人体耳部分布诸多穴位，可以反映出相关脏腑病变，通过刺激相关部位，可以起到调理脏腑功能、疏通经络，调和气血、阴阳的作用。耳针即是使用短毫针针刺或其他方法刺激耳穴，以治疗疾病的一种方法。目前临床上直接采用毫针刺耳的较为少见，多采用"压耳豆"的方法，用王不留行子或磁粒在耳穴表面贴压并以胶布固定，并由患者自行随时按压以增强刺激，此方法既可刺激耳穴、激发经气，又可对穴位进行磁疗，进而调理脏腑气血、阴阳，达到内外并治的效果。"压耳豆"治疗范围较广，操作方便，临床应用广泛。"压耳豆"可以治疗黄褐斑，一般主穴选择面颊、耳廓阳性敏感点、肺、肾上腺、内分泌；配穴选取需进行辨证论治：肝郁气滞配肝、胆、三焦，脾虚痰阻配脾、胃、大肠，肝肾不足配肝、肾、内生殖器。研究表明，临床使用耳针治疗黄褐斑不仅可以淡化色斑，还可以起到补益肝肾、调节内分泌、安神助眠等作用。

解答5
刮痧、拔罐等一些传统疗法
对黄褐斑有效果吗

　　目前有许多将刮痧、拔罐等疗法用于治疗黄褐斑的报道，且临床疗效不错。拔罐治疗黄褐斑主要是针对经络穴位操作，即针对患者某经络或腧穴进行治疗，如背部膀胱经拔罐等，以调整身体整体阴阳、气血及脏腑功能，并且可以配合针刺，在针刺的基础上进行拔罐，以增强活血化瘀通络的作用，从而有助于色斑的消退。面部局部刮痧是近些年来新兴的美容治疗项目，皮肤属于人体经络系统的一部分，故可以通过刮拭面部表皮进行刺激，从而达到疏通面部经络、调和脏腑气血的作用。面部刮痧能够开汗口、排邪气、行气血、平阴阳，同时通过刺激产生的热量还能够加速改善局部血液循环，最终达到消斑的目的。面部刮痧治疗项目，在很多医院和美容机构都已开展。面部刮痧需要采用特制的"面部刮痧板"，并且使用特殊的手法。面部刮痧注意手法、力度和频次，以免破坏面部皮肤屏障功能，造成皮肤敏感，给本就有问题的肌肤带来更大的负担。

解答6
穴位埋线疗法可以治疗黄褐斑吗

穴位埋线是一种中西医结合疗法，该疗法采用特殊针具将可吸收缝合线或专业线体埋入穴位的皮下，使线体对人体脏腑相应穴位产生持续性的刺激作用，以达到持久治疗的目的。埋线疗法可近似看作一种温经通络、活血化瘀的"长效针灸疗法"。

穴位埋线法治疗黄褐斑，一般选穴多是根据辨证分型整体取穴，以躯干、四肢为主，具体穴位同针刺疗法。埋线疗法的针具、线体和手法有多种，目前采用较多的是注射器针头结合一次性缝合线的改良埋线手法，其优点是手法简单，不需要另外使用专业埋线针和针芯，创伤小、痛苦少。具体操

作方法：在无菌环境下进行操作，将 3/0 号一次性缝合线剪成
1 ~ 3 厘米的小段，插入 7 号一次性注射器针头的尖端，注意
只插入一部分，且留在外的长度 > 插入的长度。穴位消毒后，
将针头带线垂直刺入皮下，进针深度 > 线体留在针头外的长度。
得气后（出现酸、麻、胀、重感）将针头旋转半圈后可退出
针头，止血，线体即可留于皮下，用胶布保护针眼。一般每次
选取 5 ~ 10 个穴位，每 2 ~ 4 周治疗 1 次，3 ~ 5 次为 1 个
疗程。

三

西医外治

？
解答1
**黄褐斑需要防晒吗，
可以抹防晒霜吗**

日晒是诱发和加重黄褐斑的重要因素，所以防治黄褐斑
一定要重视防晒，每天外出前一定要准备好防晒帽、防晒口罩、
防晒伞等防晒用品，并且涂抹防晒霜。防晒霜应在外出前半
小时涂抹，每次用量约一枚硬币大小，等脸上有成膜感才算
完成涂抹。流汗、擦拭等行为会导致防晒隔离膜破损，且防

晒隔离膜的防晒效果也会随时间而减弱，因此，防晒霜应室内 4 小时补涂一次，室外 2 小时补涂一次，最好随身携带防晒霜，防晒是一项需要长期坚持的工作。

? 解答2
皮肤油脂少，
用什么护肤品比较好

皮肤油脂少应使用较为滋润的护肤品，不会加重黄褐斑；反之如果皮肤干燥，屏障功能受损，则会加重和诱发黄褐斑。所以，防治黄褐斑应首先修复皮肤屏障并且注意保湿，日常生活中应使用含有神经酰胺、泛醇、玻尿酸等具有修复、舒缓、保湿成分的润肤霜进行日常护理。

? 解答3
长斑以后不想吃药，
就想抹点儿外用药膏治疗，
西药外用药有哪些

常用的治疗黄褐斑的外用西药如氢醌、熊果苷、氨甲环酸等。其中氢醌有还原、抗氧化、去除自由基的作用，有缓解色素沉着的功效，可用于黄褐斑、雀斑及外伤或炎症后色素沉着斑的治疗。氢醌软膏有轻微的刺激性，部分人群对氢醌过敏，局部涂抹会出现红疹、瘙痒等过敏症状。建议正式使用前，先在耳后等无损皮肤处涂用，保持 24 小时，无不良反应后再使用。氢醌具有光敏性，因此建议晚上涂抹该药，且每次面积不宜过大，否则可能会有加重黄褐斑症状的风险。

熊果苷又名熊果素，萃取自熊果的叶子，可以通过抑制酪氨酸酶的活性，减少黑色素的生成和沉积，从而去除色斑，目前普遍被添加在软膏、面膜及化妆品中。使用时仍要注意防晒，注意其对皮肤的刺激和致过敏反应，同样建议先在耳后等无损皮肤处局部试用，以免出现刺激性或接触性皮炎等不良反应。

氨甲环酸的外用制剂也有一定祛斑作用，但此药物可能会导致食欲下降等不良反应，因此，必须在有经验的专科医生指导下使用。

? **解答4**
很多美白产品、护肤产品中常常添加天然植物萃取精华，是否有淡斑功效

确实有很多美白产品、护肤产品中添加了一些天然植物成分，其中也包括一些中药活性成分，如牛油果、青刺果、马齿苋、西洋参、益母草、茯苓、三七、金银花、黄芪、甘草、重楼、木瓜等，目前市场上相关产品很多。北京中医医院国医大师陈彤云经多年研究发现，西洋参、益母草、三七等具有促进面部血液循环、清除氧自由基、抑制黑色素生成和酪氨酸酶活性、延缓衰老、淡化色斑、令皮肤白嫩润泽的功效，并研制出"洋参靓肤"系列化妆品。出于安全性考虑，护肤品中相关活性成分添加浓度往往比较有限，因此仅能作为淡斑的辅助用品，大家可以根据自己的使用感受，在医生的指导下选择使用。

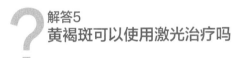

解答5
黄褐斑可以使用激光治疗吗

黄褐斑可以使用激光治疗。强脉冲光（也叫光子嫩肤）、调 Q 激光、皮秒激光等在治疗黄褐斑方面一直有应用。但激光治疗效果因人而异，有的患者有效，有的患者无效，有的患者甚至会出现反黑现象，目前还没有特殊手段可以在治疗前预测某个黄褐斑患者对激光治疗的反应。因此，想选用激光治疗黄褐斑时，需要具体咨询专业激光医生以确定哪种激光更适合，想尝试激光治疗的患者可以先做一次观察体验。

? 解答6
哪种斑激光治疗效果好

色斑的临床分类有很多，比如黄褐斑、老年斑（脂溢性角化病）、太田痣、咖啡斑、雀斑、黑变病等。不同的斑，疗效也不一样。一般来说，表皮色素增加性疾病如雀斑、老年斑（脂溢性角化病），部分真皮色素增加性疾病如颧部褐青色痣、太田痣等，激光治疗效果好。

? 解答7
果酸换肤能治疗黄褐斑吗，
适应证有哪些

果酸换肤能治疗黄褐斑。果酸换肤是使用高浓度的果酸进行皮肤角质剥离，促使面部老化角质层脱落，加速角质细胞及少部分上层表皮细胞的更新速度，促进真皮层内弹性纤维增生，使皮肤变得光滑、平整、白皙。果酸换肤的适应证包括：①痤疮，如粉刺、丘疹、痘印等；②色素性疾病，如黄褐斑、炎症后色素沉着、肤色不均等；③老化性疾病，如细纹、毛孔粗大、光老化等；④各种角化症，如毛囊角化病、鱼鳞病、皮肤淀粉样变性等。

? 解答8
果酸换肤是如何祛斑的，
是否有刺激性和不良反应

果酸换肤主要是通过使老化的角质层脱落，促进表皮细胞更新，使沉淀的黑色素减少而达到祛斑的效果。果酸换肤作用于皮肤的深度较表浅，且酸性较弱，因此，一般不良反应相对较少，主要的不良反应是出现皮肤刺激、敏感及干燥等。皮肤刺激反应主要是由果酸浓度决定的，较高浓度的果酸会导致皮肤充血、水肿、潮红、灼痛、渗出、脱屑等。皮肤敏感、干燥主要是因为"换肤"作用深度过深，面部角质层受损，皮肤屏障功能下降，使皮肤锁水和防御能力降低等。

? 解答9
什么样的患者不能进行果酸治疗，
治疗期间需要注意什么

果酸换肤的禁忌证包括绝对禁忌证和相对禁忌证。绝对禁忌证为敏感性肌肤、孕妇。相对禁忌证包括：①月经期或经期即将到来；②1个月内进行过激光或放射性治疗；③近期口服或外用维A酸类药物等。进行果酸换肤要注意：①术后1～2天换肤局部可能会发生泛红、疼痛，3～7天可能会出现结痂脱皮，痂皮不能自己随意触碰，需等待自然脱落。②前三天需每天敷贴医用敷料，每天坚持使用修护类面霜及防晒乳，要严格做好保湿及防晒工作等。

❓ 解答10
激光治疗主要起什么作用，有什么不良反应，是否适合我

　　目前研究认为，强脉冲光、调 Q 激光、皮秒激光等对黄褐斑有一定的疗效，但不同患者疗效差异较大，有的患者疗效较好，有的患者疗效不明显，甚至有的患者还会出现反黑黄褐斑加重的表现，因此是否适合采用激光治疗，用什么种类的激光等问题，还是建议到医院皮肤科或美容科面诊，咨询激光医生，来确定是否采用激光治疗和采用哪种激光治疗方案。激光治疗最常见的不良反应是术后反黑，当出现反黑现象时应及时暂停治疗，严格做好防晒工作，同时做好术后修复，一般反黑在数月内会逐渐减轻。此外，做完激光治疗后也可能出现即刻感觉局部变红、灼热、敏感的现象，因此需要遵医嘱做好术后修复及防晒工作。强脉冲光是通过选择性热解作用破坏黑素细胞，以达到祛斑作用。调 Q 激光、皮秒激光则是让表皮及真皮细胞吸收能量后使色素团块变碎、变小，便于被机体清理出皮肤，实现淡斑的治疗目的。

第五章

名老中医
开药方

中医治疗黄褐斑源远流长。早在《灵枢经·经脉》中就对黄褐斑病因病机做了描述："肝足厥阴之脉……面尘脱色"，"血不流则色不泽，故其面黑如漆柴者"，提示面部色泽的加深与血瘀有关。《难经·二十四难》云："手少阴气绝，则脉不通，脉不通，则血不流，血不流，是色泽去，故面色黑如黧，此血先死。"《诸病源候论》曰："面黑皯者，或脏腑有痰饮，或皮肤受风邪，皆令血气不调，致生黑皯。五脏六腑，十二经血，皆上于面。夫血之行，俱荣表里，人或痰饮渍脏，或腠理受风，致血气不和，或涩或浊，不能荣于皮肤，故变生黑皯。"此后随着时间推移，各代医家对黄褐斑的病因病机及治疗均有阐述和发挥，逐渐集中在肝、脾、肾三脏及气血运行失常，治疗多以调肝、脾、肾及气血为主。直至现今，这种思路仍指导着临床对黄褐斑的治疗，但不同医家在认识及处方用药方面仍有差异。本章将选取一部分现今名中医治疗黄褐斑的思路以飨读者。

温馨提示：由于中医讲究辨证论治，需要根据每个人的具体症状、黄褐斑及舌脉表现来确定个体化的用药方案，而每个人受所在地域的气候、环境及生活习惯、女性月经周期、性格、体质等方面的影响，最终归属的中医证型会有比较大的差异，因此，本章所提及的药方仅作科普用，对于每一位朋友是否适用、应该选择哪个处方、如何加减用药，请中医师进一步辨证后确定具体处方用药。

一

陈彤云

国医大师陈彤云辨证论治黧黑斑的经验独到，疗效显著。陈彤云教授认为，黧黑斑的病因病机，主要是肝、脾、肾三脏功能失调为根；在气血则主要是受肝、脾、肾脏腑功能失调影响导致的气血瘀滞或运行滞涩。因此，她强调"有斑必有瘀，无瘀不成斑"，同时根据"久病入络"的中医理论认为"久病必瘀"，"瘀滞成斑"是黧黑斑病机的关键。

在治疗上，经过长期临证经验总结，陈教授提出运用脏腑辨证的方法来确定黧黑斑发病在肝、脾、肾三脏的脏腑定位，以脏腑为基础，同时从"血"论治黄褐斑，临证通过治血四法（养血、调血、温血、活血）治疗。常用当归、川芎、熟地黄、黄芪、阿胶、白术、红花、桃仁、赤芍、泽兰、益母草、莪术、香附、郁金等补虚、活血、化瘀中药。

1. 肝郁气滞证

辨证要点 | 面部色斑呈浅褐色或青褐色，界清，斑色密实；常伴有烦躁、易怒，情绪激动或精神抑郁；妇女月经前后不定期（月经提前或错后均在 7 天以上，且连续 3 ~ 4 个周期），

经前常伴有双侧乳房胀痛；纳食可或易呃逆，多梦，大便干燥或不规律。舌质暗红，舌苔薄白或薄黄，脉弦或弦细。

治疗｜ 宜疏肝理气调经，方用逍遥散加减。

处方｜ 主要药物有柴胡 10 克、白术 10 克、茯苓 15 克、当归 10 克、白芍 10 克、甘草 6 克、薄荷 6 克等。方中重用柴胡疏肝解郁；当归、白芍养血调经；同时根据中医五行理论中"木"与"土"的关系，"见肝之病，当先实脾"，而以茯苓、白术、甘草和中健脾；薄荷疏肝行气。诸药合用，肝气得舒，脾气健旺，则月经自调，斑色消退。月经不调者可加川芎、益母草养血行气活血；痛经者加乌药、延胡索或者蒲黄温通止痛；月经先期、淋漓不尽者可加白头翁、椿皮、秦皮清热凉血止血；月经量多、色红质稠者加牡丹皮、栀子清热凉血；脘闷者加厚朴、陈皮、木香理气。

2. 脾失统摄证

辨证要点｜ 斑呈黄褐色，边界模糊，斑色散淡；常伴有面色苍白，头晕、倦怠、乏力、少气、懒言；月经先期、量多，白带多；舌质淡胖有齿痕，脉滑缓细弱等。

治疗｜ 宜补中益气，摄血调经，方用补中益气汤加减。

处方｜ 主要药物有人参 5 克、黄芪 10 克、当归 10 克、炙甘草 6 克、升麻 6 克、陈皮 10 克、白术 10 克、茯苓 10 克等。方中人参、炙甘草、白术、茯苓四君之力重在健脾益气；陈皮理气健脾;当归养血活血;黄芪、升麻补气并升提气机、统摄脾血;全方重在益气健脾,补中摄血归经。月经量少者,可去升麻;血虚者加白芍、熟地黄、山药、川芎,以加强滋阴养血之功。

3. 脾失健运证

辨证要点 | 斑呈黄褐色,斑色浅淡,边界欠清;常伴有月经后期,量少、色淡,点滴即停,或闭经;或见面色萎黄,头晕,心悸,神疲嗜睡或失眠多梦;倦怠乏力,纳谷不香。舌淡苔白,脉细。

治疗 | 宜健脾益气,养血调经,方用归脾汤加减。

处方 | 主要药物有黄芪10克、人参5克、茯苓10克、白术10克、当归10克、龙眼肉5克、酸枣仁10克、远志5克、甘草6克、大枣6克、木香5克等。方中以人参、黄芪、白术、甘草甘温之品补脾益气以生血,使气旺则血生;当归、龙眼肉甘温补血养心;茯苓、酸枣仁、远志宁心安神;木香辛香而散,理气醒脾,与大量益气健脾药配伍,复中焦运化之功,又能防大量益气补血药滋腻碍胃,使补而不滞,滋而不腻;大枣补气养血;全方益气补血、健脾调经。如月经量少色淡,且伴头晕、眼花、心悸等血虚证明显者,可加白芍、熟地黄、阿胶等以滋补阴血;如月经量少色淡,且伴腰酸乏力等肾虚证明显者,可加山茱萸、枸杞子、杜仲等温补肾气,调经养血。

4. 肾阴虚证

辨证要点 | 斑色深暗、致密,边界清晰;常伴有月经量少,月

经先期，手足心热，虚烦不得眠，目涩，便干；舌质红，脉细数。

治疗｜ 宜补肾养血，填精益髓，方用归肾丸、六味地黄丸加减。

处方｜ 主要药物有菟丝子 6 克、杜仲 6 克、枸杞子 10 克、山茱萸 6 克、当归 10 克、川芎 6 克、熟地黄 10 克、山药 10 克、茯苓 10 克等。方中熟地黄、山药、山茱萸、枸杞子滋肾养肝；菟丝子、杜仲填精益肾；茯苓健脾和中；当归、川芎养血调经。本方重在益精养血，治肾而兼顾肝、脾，使冲任得养、经水自调。阴虚火旺者去杜仲、菟丝子，加牡丹皮、知母以滋阴清热降火。

5. 肾阳虚证

辨证要点｜ 斑色黑褐或灰暗，边界欠清，斑色散淡；常伴有月经血暗黑，小腹冷痛，腰脊酸痛；或伴畏寒、肢冷，带下清稀，夜尿频。舌质淡暗，脉沉迟。

治疗｜ 宜温肾助阳，化瘀消斑，方用金匮肾气丸加减。

处方｜ 主要药物有熟地黄 10 克、山药 10 克、山茱萸 6 克、菟丝子 6 克、茯苓 10 克、丹参 10 克、附片 3 克、仙茅 6 克、淫羊藿 6 克、巴戟天 6 克、补骨脂 6 克、细辛 3 克等。方中附片、熟地黄、山药、山茱萸合用，可温阳暖肾、补肾填精、补肾气、化肾水；更加仙茅、淫羊藿、巴戟天、补骨脂、细辛增强温补肾阳之功；茯苓益气健脾、祛湿利水；丹参养血活血退斑。全方在金匮肾气丸的基础上加二仙汤、巴戟天、细辛等温肾助阳，但对于阴阳俱虚，同时伴有阴虚火旺表现者，应该慎用细辛、菟丝子等。

在以上脏腑辨证基础上，如有血虚表现，需通过健脾益气、安神补心、滋补肝肾以养血、生血来进行治疗，可分别选用补中益气汤、酸枣仁汤、六味地黄丸合左归丸以养血。如有气血瘀滞表现，可选用逍遥散疏肝理气以调血，或麻黄附子细辛汤合二陈汤加减，宣肺降逆以调气血、祛斑。如出现阳虚、血虚之征，宜当归四逆汤温经散寒，右归丸、附子理中丸温补脾肾之阳以温血。"瘀"是黄褐斑的关键病机，且贯穿疾病全程，对于有血瘀征象者采用通窍活血汤以活血化瘀通络。

二

赵炳南

中医皮肤科创始人赵炳南教授认为，本病多与肝、肾二脏相关，肾藏精，精生血，肝藏血，肝肾功能失调必然导致气血运行障碍，从而出现气滞血瘀。若肾水不足，阴液不能上荣，虚火上熏于面，燥结成斑；或情志抑郁，肝郁气结，肝失条达，郁久化热，灼伤阴血致使颜面气血失和，气滞血瘀，络脉瘀滞而发病。

辨证要点｜斑色黧黑，性情急躁，胸胁胀痛，伴腰膝酸软，倦怠无力，身体羸弱；或头晕耳鸣，五心烦热；妇女常有月经不调。舌红苔薄白或苔少，脉弦或沉细。

治疗｜以滋阴补肾、疏肝理气、调和气血为要，方用六味地黄丸、逍遥散合方加减。

处方｜主要药物有山茱萸 10 克、怀山药 10 克、生地黄 30 克、熟地黄 30 克、泽泻 10 克、茯苓 15 克、牡丹皮 15 克、当归 10 克、白芍 10 克、柴胡 10 克、丹参 10 克、陈皮 10 克、泽兰 10 克。方中山茱萸、怀山药、生地黄、熟地黄滋阴补肾；泽泻、茯苓淡渗利湿以去肾浊；牡丹皮、当归、白芍养血凉血敛阴；柴胡、陈皮疏肝理气；丹参、泽兰活血化瘀消斑。月经不调者，加益母草活血调经；大便秘结者，加熟大黄泻热通便；气虚神疲者，加生黄芪、大枣补气养血；阴虚火旺者，加黄柏、知母滋阴清热；虚烦不眠者，加珍珠母、栀子泄热除烦、镇静安神等。肝肾阴亏者，亦可服用滋补肝肾丸；气血不调和者，可服用舒肝丸、白凤丸等。

局部可外用云苓粉或茉莉花籽粉，每日 1 次或 2 次；玉容散（甘松、山柰、茅香、白僵蚕、白及、白薇、白附子、天花粉、绿豆粉、防风、零陵香、藁本、肥皂、白芷）每日少许，放手心内，以水调搓面部，再以水洗面，早、晚使用，每日 2 次。

三

张志礼

我国中西医结合皮肤病学大家张志礼教授认为，水在体内的升清降浊靠肾阳温煦、蒸化和推动，故曰肾主水；黑色主肾病，肾水上泛或水衰火盛，皆可致颜面黧黑，认为黄褐斑发病与肾脏功能盛衰密切相关。肾阴不足，水衰火旺，肾水不能上承；或因肝郁气结，郁久化热，灼伤阴血；或因忧思抑郁，伤及肝脾，脾虚肝郁，血虚不荣；或因肝肾阴虚，气血瘀滞；或冲任失调，经络阻隔，气血瘀滞而发病。

张教授亦认为黄褐斑的发病与血瘀相关，如《难经·二十四难》所述"脉不通则血不流，血不流则色泽去，故面色黑如黧，此血先死"，故治疗上也秉持"治斑不离血"的原则，临床多辅以当归、丹参、牡丹皮、桃仁、红花、益母草、鸡血藤等活血化瘀药。气为血之帅，血为气之母，气行则血行，气虚则血滞，故常在活血药中配以行气、理气药，如川芎、枳壳、陈皮、木香等。张教授认为，花类药物多具有活血消斑之功，且花性轻扬，质轻清上浮，可引药上达头面，直达病所。故张教授临床喜用菊花、鸡冠花、凌霄花、玫瑰花、红花等凉血活血, 疏风解毒消斑。张教授将本病辨证分为以下三种证型。

1. 肝肾不足证

辨证要点 | 色斑褐黑, 边界截然, 状如蝴蝶, 面色晦暗, 兼见头晕目眩、腰酸腿软, 舌红少苔, 脉细或兼数。

治疗 | 宜滋补肝肾, 疏肝理气, 方用地黄丸或滋补肝肾丸加减。

处方 | 主要药物有熟地黄10克、山茱萸15克、女贞子15克、菟丝子15克、墨旱莲15克、茯苓10克、泽泻10克、牡丹皮10克、赤芍15克、白芍15克、当归10克、柴胡10克、枳壳10克、陈皮10克、香附10克、益母草10克。方中熟地黄、山茱萸、女贞子、菟丝子、墨旱莲滋阴补肾; 茯苓、泽泻淡渗利湿以去肾浊; 当归、赤芍、白芍、牡丹皮养血敛阴; 柴胡、枳壳、陈皮、香附疏肝理气; 益母草活血调经。

2. 脾虚肝郁证

辨证要点 | 面部黄褐斑, 心烦易怒, 胸胁胀满, 喜叹息, 夜寐不安, 有时腹胀, 白带多, 饮食欠佳, 大便时干时稀, 舌暗红苔白, 脉弦滑。

治疗 | 宜健脾疏肝, 理气活血, 方用加味逍遥丸、七制香附丸、舒肝丸加减。

处方 | 药用柴胡10克、枳壳10克、香附10克、郁金

10克、当归10克、白芍10克、白术10克、茯苓15克、丹参15克、川芎10克、牡丹皮10克、木香10克。方中柴胡、枳壳、香附、木香、郁金疏肝理气解郁；当归、白芍养血活血、平肝止痛；丹参、川芎、牡丹皮行气活血、调经止痛；白术、茯苓补气健脾燥湿。全方共奏健脾疏肝、理气活血之功。如因日晒后色斑加重者，加青蒿、地骨皮；睡眠欠佳者，加炒酸枣仁、珍珠母；腰膝无力、肢冷者，加淫羊藿；色斑面积大、色深者，加白附子；合并痤疮者，常用菊花作为引经药。

3. 冲任不调证

辨证要点 ｜ 面部黄褐斑，月经不调，或有血块，痛经，烦躁易怒，胸胁胀满，肢体沉重，腹胀满，大便燥结。舌质暗红，脉象弦细。

治疗 ｜ 宜调和冲任，活血理气，方用八珍益母丸、坤宝丸或得生丹加减。

处方 ｜ 药用益母草10克、白术10克、当归10克、红花10克、香附10克、全瓜蒌15克、熟大黄10克、赤芍10克、丹参15克、茯苓10克、鸡冠花10克、泽兰10克。方中当归、香附、益母草疏肝理气、调和冲任；红花、赤芍、丹参养血活血；全瓜蒌、熟大黄通腑泄热；鸡冠花、泽兰凉血调经；白术、茯苓健脾益气，以助气血生。若月经量多时去益母草、泽兰，加用牡蛎、牡丹皮。

四

徐宜厚

徐教授重视黄褐斑的部位与皮损，进而辨证施治，主要从以下四方面入手。一是五官内应五脏：肺之官在鼻，肝之官在目，脾之官在口唇，心之官在舌，肾之官在耳。二是经络在面部的分布：前额正中属督脉，旁开属膀胱经，颧部属胆、三焦经，口、鼻属胃经环绕，任脉上贯之。三是面部区域分隶五脏，据清代医家沈金鳌说：额为天庭，属心；颏为地角，属肾；左颊属肝；右颊属肺；鼻居面中属脾。四是面部肤色的辨识：面部萎黄，主脾虚、血虚；灰暗而黄，主脾肾两虚，尤以肾虚为主；眼眶深黑，主肾虚；环口黯斑，主肾虚、冲任亏损。徐教授强调既要重视脏腑在面部区域的界定，又要注意色泽的深浅与晦明，为此，归纳为从肝（胆）、脾（胃）、肾（冲任）三脏辨证。

1. 肝郁血滞不华证

辨证要点 | 深褐略带青蓝的色素沉着，弥漫性分布于面颊；兼有情志抑郁、面部烘热、眩晕耳鸣、少寐多梦、口干微苦、月经不调等。舌有瘀，苔褐黄，脉细涩。

治疗 ｜ 宜调和气血、补肝悦色，方用补肝丸加味。

处方 ｜ 药物有当归6克、苍术6克、香附10克、川芎15克、生地黄15克、白芍10、山药15克、山茱萸10克、防风10克、羌活10克、白附子6克、细辛3克。方中香附、川芎归肝经，疏肝理气，活血止痛；当归、白芍补血活血、养血柔肝；苍术、山药燥湿健脾、益气养阴；生地黄清热凉血、养阴生津；山茱萸补益肝肾；防风、羌活、细辛、白附子性温，祛风散寒，温通经脉。诸药共奏调和气血、疏肝补肝、祛斑悦色之功。

2. 脾虚痰湿凝聚证

辨证要点 ｜ 色素沉着黄褐、状如灰尘，甚则环口黧黑，兼有肢体困怠、少气懒言、纳谷不香、脘冷腹胀，或大便稀薄。

治疗 ｜ 宜甘辛益脾、温阳化浊。方用二陈汤、益黄散合裁。

处方 ｜ 药用陈皮10克、白扁豆10克、茯苓20克、姜半夏6克、白术10克、甘草6克、青皮6克、丁香6克、桂枝10克、泽兰10克、冬瓜皮10克、山药15克。方中姜半夏辛温性燥，善能燥湿化痰，且又和胃降逆；陈皮既可健脾理气行滞，又能燥湿化痰；茯苓健脾渗湿，健脾以杜生痰之源，渗湿以助化痰之力；青皮破气消积，除胀满；丁香温中行气降逆；白扁豆、白术、山药补气健脾利水、燥湿化痰；桂枝温通经脉、助阳化气；泽兰、冬瓜皮活血祛瘀、利水消肿；甘草健脾补中，调和诸药。诸药相合，健脾和胃，调中温阳，化浊消斑。

3. 肾亏本色外露证

辨证要点 | 褐黑色素沉着，兼有畏寒肢冷、周身皮肤干燥发痒、口淡乏味、小便清频，或大便稀溏，或腰空痛喜按。舌淡，苔少或薄白，脉沉迟无力。

治疗 | 宜温阳补肾、润肤悦色。方用温肾散加减。

处方 | 药用熟地黄 10 克、肉苁蓉 10 克、怀牛膝 10 克、巴戟天 10 克、麦冬 10 克、五味子 6 克、炙甘草 6 克、韭子 3 克、茯苓 15 克、山茱萸 10 克、山药 15 克、干姜 6 克、菟丝子 10 克。方中肉苁蓉、巴戟天、菟丝子、韭子温补肾阳、补益精血；熟地黄、怀牛膝补血滋阴、益精补肾；麦冬、五味子、山茱萸养阴生津、收敛固涩、滋补肾阴；茯苓、山药健脾利湿、补脾肺肾；干姜温中散寒；炙甘草，调和诸药。诸药合用，平补阴阳，温肾益肝，填精育嗣。从临床观察，对阳虚者用之尤宜。因方中阴阳并补，故多服、久服无伤阴化火之弊。

五

范瑞强

范瑞强教授认为，本病总因肝、脾、肾三脏功能失调，气血不能上荣于面为主要病机。因情志不畅，肝气郁滞，肝气乘脾，中焦失健，颜面失养所致；或因素体肝肾阴虚、虚火上蒸，致颜面气血不和所致；或肝气郁结，气滞则血液运行不畅，瘀血阻滞经络，瘀于颜面皮肤所致。根据病因病机，常从肝论治，并兼顾脾、肾二脏。临证分为三种证型，以虚实论之，实证以气滞血瘀为主，虚证以肝肾阴虚为主，虚实夹杂证以肝郁脾虚为主。气滞血瘀证以理气活血、化瘀消斑为法；肝肾阴虚证以补益肝肾、养颜消斑为法；肝郁脾虚证以疏肝解郁、健脾利湿为法。外治法以氢醌乳膏和祛斑露外擦。范瑞强教授认为，本病与情志不畅密切相关，注意疏导患者情绪，劳逸结合，保持心情愉快，减轻精神负担。

1. 气滞血瘀证

辨证要点 | 面色黧黑，斑色灰褐，或伴有胁肋胀痛。舌紫或有瘀斑，苔薄，脉弦细。

治疗 | 宜理气活血、化瘀消斑，常用桃红四物汤。

处方 | 药用当归 15 克、熟地黄 20 克、桃仁 10 克、川芎 10 克、白芍 20 克、红花 10 克。以祛瘀为核心，辅以养血、行气。方中以强劲的活血之品桃仁、红花为主，力主活血化瘀；以甘温之熟地黄、当归滋阴补肝、养血调经；白芍养血和营，以增补血之力；川芎活血行气、调畅气血，以助活血之功。全方配伍得当，补而不泄，补而不滞。诸药共奏理气活血、化瘀消斑之功。胁肋胀痛明显者加川楝子、郁金；面色黧黑者加

白蒺藜、白菊花、白芷；月经色暗有血块者加川芎、益母草、泽兰；月经先期、淋漓不尽者加白头翁、椿皮、秦皮；脘闷者加厚朴、陈皮等。

2. 肝肾阴虚证

辨证要点 | 斑色褐黑，面色无华，伴有头晕耳鸣，腰膝酸软。舌淡苔薄，脉沉细。

治疗 | 宜补益肝肾、养颜消斑，常用六味地黄丸合二至丸加减。

处方 | 药用熟地黄 30 克、山茱萸 15 克、牡丹皮 10 克、山药 15 克、茯苓 20 克、泽泻 10 克、女贞子 15 克、墨旱莲 15 克。方中重用熟地黄，滋阴补肾，填精益髓，为君药。山茱萸补益肝肾，并能涩精；山药补益脾阴，亦能固精，共为臣药。熟地黄、山茱萸、山药相配，滋养肝、脾、肾，称为"三补"，但熟地黄的用量是山茱萸与山药两味之和，故以补肾阴为主，补其不足以治本。配伍泽泻利湿泄浊，并防熟地黄之滋腻恋邪；牡丹皮清泄相火，并制山茱萸之温涩；茯苓淡渗脾湿，并助山药之健运。泽泻、牡丹皮、茯苓为"三泻"，渗湿浊，清虚热，平其偏胜以治标，均为佐药。六味合用，三补三泻，其中补药用量重于"泻药"，是以补为主；肝、脾、肾三阴并补，以补肾阴为主。二至丸为平补肝肾之剂，其中女贞子甘、苦、凉，滋肾补肝，辅墨旱莲甘、酸、寒，滋阴益精，凉血止血。本方药味少，药性温和，补而不滞，宜常服用。两方

合用共奏补益肝肾、养颜消斑之功。若阴虚火旺明显见面部烘热、五心烦热者，加知母、黄柏；失眠多梦者加合欢皮、百合；褐斑日久色深者加白芷、僵蚕；腰酸者加覆盆子、鸡血藤。

3. 肝郁脾虚证

辨证要点 | 多见于女性，面色无华，斑色黄褐或污黄，如尘土附着，伴有胸胁胀痛、神疲纳呆。舌红苔薄白，脉弦。

治疗 | 宜疏肝解郁、健脾利湿为法，常用逍遥散合参苓白术散加减。

处方 | 药用柴胡15克、当归15克、白芍20克、白术15克、茯苓20克、甘草5克、白扁豆15克、莲子10克、人参6克、砂仁6克、山药15克、薏苡仁20克、薄荷6克、生姜少许。方中柴胡疏肝解郁，使肝气得以条达；当归甘、辛、苦，温，养血和血；白芍酸、苦，微寒，养血敛阴，柔肝缓急；当归、白芍与柴胡同用，补肝体而和肝用，使血和则肝和，血充则肝柔。白术、茯苓、甘草健脾益气，既能实土以御木侮，又使营血生化有源。薄荷少许，疏散郁遏之气，透达肝经郁热；生姜温运和中，且能辛散达郁，亦为佐药。柴胡为肝经引经药，又兼使药之用。人参、白术、茯苓益气健脾渗湿。配伍山药、莲子健脾益气，兼能止泻；并用白扁豆、薏苡仁以健脾渗湿。更用砂仁醒脾和胃，行气化滞，是为佐药。两方共奏疏肝解郁、补中气、健脾渗湿浊之功。月经量少色淡者加当归、益母草；腹胀者加陈皮、厚朴；舌淡苔白腻，湿滞较重者，加藿香、佩兰。

六

艾儒棣

艾儒棣教授认为此病以虚为本,以瘀为标,与肝、脾、肾三脏关系密切。肝郁、脾虚、肾虚是发病之因,气机不畅,气血瘀滞,不能润泽面部肌肤,则形成黄褐斑。针对黄褐斑的病因病机,提出滋补肝肾、益气养血、活血化瘀为主的治疗方法,以圣愈汤为基础,加菟丝子、泽泻而成化斑汤。原方中熟地黄过于滋腻,有碍脾胃的运化,故以制首乌代之。基本方药如下:南沙参30克、制首乌30克、黄芪30克、当归20克、川芎10克、白芍20克、菟丝子10克、泽泻10克。方中用黄芪、南沙参补脾肺之气,以资气血生化之源;当归补血活血;制首乌补肝肾,益精血,且不寒、不燥、不腻;川芎辛散温通,活血行气,与黄芪、当归相配,气血足而血瘀化,祛瘀而不伤正;白芍调肝理脾,与当归、川芎相配,合四物汤活血补血之意;菟丝子温阳化气行水,且具宣通、辛润之功,促使已经形成的瘀血得化,与泽泻相配,更增温阳化气行水之力。

菟丝子、泽泻是艾老治疗色素性皮肤病的常用药对。菟丝子微温,一则辛润肝肾之阴,二则宣通百脉,温运阳和,继而气血上荣颜面,是故瘀血得化、经络得通、气血得行,黧黑得消。

泽泻泄肾中之浊阴，升肾中之清阳。恐全方过于滋腻，配伍黄芪和小剂量川芎，温而不燥，行气养血，活血祛瘀。全方补泻兼施，升降相因，阴阳相济，故能养血润色、化瘀消斑。

同时，艾教授也注意到本病可见于肝气郁结、气血凝滞风袭，或禀赋素亏、精亏血虚，或后天乏源、血虚生风，因而自拟活血祛风汤合柴胡疏肝散、六味地黄丸（肾阴虚）、右归丸（肾阳虚）、当归补血汤合健脾丸等都有应用机会。

1. 肝郁血瘀证

病因病机 | 肝主疏泄，性喜条达，若长期情志抑郁，肝郁气滞，气滞则血瘀，致使颜面气血失和而发病。

治疗 | 疏肝解郁，活血祛风。予以自拟活血祛风汤合柴胡疏肝散加减。

处方 | 药用柴胡 12 克、黄芩 15 克、当归 15 克、川芎 15 克、牡丹皮 15 克、赤芍 15 克、香附 10 克、紫草 10 克、僵蚕 10 克、薄荷 5 克、枳壳 10 克、白芍 20 克。口苦咽干者加鱼腥草、玄参、连翘；乳房胀痛者加郁金、青皮；烦躁易怒者加龙胆草、磁石、栀子、菊花；月经不调者加益母草、泽兰、淫羊藿；大便干结者加川厚朴、瓜蒌仁、决明子等。

2. 脾虚湿滞证

病因病机 | 脾胃乃气血生化之源，脾胃虚弱则气血生化乏源，颜面失养；或脾气虚弱，血行无力，血流不畅，必滞而

为瘀；或脾失健运，不能升清降浊，痰湿内阻中焦，秽浊之气循经络而上熏于面，蕴结肌肤，均可酿成褐斑。

治疗 | 健脾补气养血。选方当归补血汤合健脾丸加减。

处方 | 药用黄芪 30 克、当归 20 克、党参 10 克、川芎 10 克、白术 10 克、茯苓 20 克、熟地黄 20 克、白芍 20 克、山药 15 克、防风 10 克、白芷 10 克、鸡血藤 15 克、丝瓜络 10 克。心悸、失眠者加五味子、合欢花、柏子仁、龙齿；伴带下发黄者加黄柏、红藤、紫花地丁；恐惧者加甘麦大枣汤。

3. 肾精亏虚证

病因病机 | 肾水亏虚，本色上犯，致肝阴失养，疏泄失职，如水枯则流缓，血液枯涩则运行不畅，不能上荣头面而出现褐斑。

治疗 | 滋补肾阴或肾阳。以六味地黄丸或右归丸加减。

处方 | 偏肾阴虚为主，以六味地黄丸加减，药用黄芪 30 克、黄精 10 克、熟地黄 20 克、何首乌 30 克、女贞子 30 克、墨旱莲 15 克、山茱萸 10 克、当归 20 克、川芎 10 克、钩藤 10 克、僵蚕 10 克、茵陈 10 克、白芷 10 克；偏肾阳虚为主，则用右归丸加减，药用熟地黄 20 克、山药 15 克、山茱萸 10 克、肉桂 10 克、菟丝子 15 克、杜仲 10 克、当归 20 克、川芎 10 克、僵蚕 10 克、白蒺藜 10 克、泽兰 10 克、益母草 15 克；大便干结者，加肉苁蓉、决明子、麻子仁；眠

差者，加五味子、酸枣仁、合欢皮；便溏者，加补骨脂、肉豆蔻；心烦者，加莲子心、淡竹叶等。

七

王玉玺

　　王玉玺教授从六淫之风、脏腑之肝与肾、八纲之血等方面辨证论治黄褐斑，通过祛风解表、疏肝行气、温肾散寒、活血化瘀之法，取得了较好临床疗效。他认为风为阳邪，易袭阳位，"火曰炎上"，且黄褐斑常因日晒发斑，故本病首责之于风与热。此外，女性以血为本，以肝为先天，血瘀上犯于面，聚而成斑。考虑到北方处寒水之地，阳虚体质较多，肾阳虚本色上泛而为黑色，畏寒肢冷，脉沉细尺弱，皆显露出肾火虚衰之相，肾火虚衰则不能温养肾水，肾虚精亏，肾水不能上行滋养颜面肌肤，故而成斑。

1. 风热上犯证

　　辨证要点 | 日晒后发生面颊、鼻部红肿疼痛，愈后出现暗褐色斑片，伴瘙痒，尤以面颊、鼻头、双手暴露部位为重，颜面少量脱屑，或伴小便黄，口渴喜饮水，舌淡紫，苔薄白，脉沉滑。

治疗 | 宜祛风解表，滋阴清热。黄褐斑初期以风论治，王老选用赵炳南先生的经验方——"荆防方"为基础方加减变化，以达疏风解表止痒之功。

处方 | 药用荆芥6克、防风6克、蝉蜕15克、黄芩15克、僵蚕15克、连翘15克、生地黄15克、牡丹皮10克、赤芍15克、薄荷10克、白鲜皮10克、白芷10克、白术10克、怀山药30克、竹叶10克、甘草10克。方中以荆芥、防风、薄荷、蝉蜕为主药，荆芥、防风宣在表之风；薄荷清轻凉散，善疏上焦风热；蝉蜕质轻性寒，凉散风热，善于透发。四味主药合用，清热疏风之力较强。若伴有小便黄赤，心烦口燥者，可加连翘、竹叶以增强疏风清热、泻火除烦之力，同时加大黄芩用量可清上焦火；若瘙痒重，可加僵蚕、白芷、白鲜皮之品以清热燥湿、祛风止痒；配以生地黄、牡丹皮、赤芍清热凉血，养阴生津；辅以白术、山药、甘草健脾益气。

2. 肝郁气滞血瘀证

辨证要点 | 多见于女性，颜面部黄褐色斑片，色深，以眼外眦至太阳穴处为重，对称分布，伴情绪烦躁不安，胁肋胀满不舒，月经不调，经前乳房胀痛，咽干口苦，舌质红，苔薄，脉弦细。

治疗 | 宜疏肝行气，活血化瘀。王老常以小柴胡汤为基础方加减。

处方 | 药用柴胡10克、羌活10克、升麻10克、枳壳

10 克、郁金 10 克、丹参 20 克、益母草 20 克、怀牛膝 15 克、泽兰 10 克、僵蚕 10 克、生地黄 10 克、赤芍 15 克、当归 15 克、川芎 10 克、甘草 10 克。胁肋胀满不舒，胸中烦而不呕，为热聚于胸胁，小柴胡汤去半夏、人参，加枳壳、川芎，疏肝解郁，理气宽胸，配以郁金活血行气。柴胡、枳壳、川芎、郁金共为君药。其中柴胡条达肝气，为气中之血药，散少阳之风；枳壳理气开郁，泄热破结，与柴胡为伍，一升一降，加强疏调气机之功，并奏升清降浊之效；郁金、川芎善入肝、胆经，解肝郁，利肝胆之气，同时郁金性寒，可凉血，川芎性温，既能活血祛瘀，又能行气止痛，为血中之气药，二者相伍以防过寒、过热伤正。升麻、羌活作为风药，引药上行直达病所，配僵蚕疏风通络；月经不调常配丹参、益母草、当归、淮牛膝、泽兰以活血化瘀、调经温通；若有心烦、咽干、口苦明显等热入营血征象，可予生地黄、赤芍、当归凉血养血活血；甘草调和诸药而顾护脾胃。

3. 肾阳虚衰证

辨证要点 | 皮损主要表现为褐黑色斑点或斑片，多在面颊部出现，伴有面色暗沉或萎黄等面部特征。全身症状多出现畏寒肢冷，头晕耳鸣，腰膝酸软，失眠健忘，口中异味，饮食减少，大便质稀，舌质红，少苔，脉沉细尺弱。

治疗 | 宜温壮肾阳,益精散寒。王老认为,肾阳虚衰之证,应采用温肾散寒之法,以右归丸为主方加减。

处方 | 药用淫羊藿10克、菟丝子10克、制附子（先煎）6克、肉桂10克、鹿角霜（先煎）10克、肉苁蓉10克、巴戟天10克、杜仲15克、熟地黄20克、山茱萸15克、僵蚕10克、白芷10克、甘草10克（先煎）。方中制附子、肉桂、肉苁蓉温壮元阳；淫羊藿、鹿角霜、巴戟天、菟丝子温肾阳、益精血；杜仲补肝肾、强筋骨；熟地黄、山茱萸滋阴益肾，填精补髓，寓"阴中求阳"，补阳药与补阴药相配，"阳得阴助，则生化无穷"；辅以僵蚕、白芷祛风之品，一可行祛风止痒之效，二可防血虚生风之势。血瘀气滞、脾虚湿盛亦为黄褐斑重要病机。伴畏寒乏力、大便不实、矢气恶臭者，王老认为属命门火衰日久，脾肾两虚犹存，食积不消，气不行而矢气恶臭，加焦三仙行气消食导滞；褐斑日久色深，且少气乏力者，加丹参、黄芪补气活血，正所谓"正气存内，邪不可干，邪之所凑，其气必虚"，加大黄芪用量可大补元气。

 ## 4. 血瘀气滞证

辨证要点 | 面部斑色灰褐或黑褐，对称分布，日晒后加重，伴瘙痒，大便燥结，经前小腹痛，月经量少，色暗淡，有血块，舌质暗红，舌边紫斑，苔薄，脉沉涩。

治疗 | 宜活血通经，化瘀行气。王老认为，黄褐斑的发生、发展与血瘀气滞息息相关，"气行则血行，气滞则血瘀"，对于此种黄褐斑，常以桃红四物汤与四逆散为基础方进行加减。

处方 | 药用桃仁10克、红花10克、白芍20克、赤芍

15 克、当归 15 克、生地黄 10 克、川芎 10 克、柴胡 10 克、枳壳 10 克、桔梗 10 克、川牛膝 10 克、丹参 20 克、益母草 20 克、泽兰叶 10 克、鸡血藤 30 克、土鳖虫 10 克、三七粉 10 克、羌活 10 克、木香 10 克。方中以桃红四物汤与四逆散为主要配伍，加川牛膝功偏活血祛瘀，引药下行，引瘀血下行，使血不瘀于胸中；桔梗、枳壳，一升一降，宽胸行气，且桔梗能载药上行。"气为血之帅，血为气之母"，再加行气之品——柴胡、川芎、羌活、木香。黄褐斑日久色深，且舌质紫黯，有瘀斑者，加泽兰、土鳖虫、红花、白芍、三七粉以达活血通经、祛瘀生新之效。若伴大便燥结者，加生地黄、赤芍，生地黄偏养阴凉血，赤芍偏凉血活血，二者同用，共奏养阴凉血之效。王老常说，临床上辨证应抓虚实所在、脏腑所及、病邪偏颇，根据病情变化灵活地选方用药，使标除本固，方可运筹帷幄之中，决胜千里之外。另外，对血瘀型黄褐斑的治疗，王老常配合外治法，药用山楂片 500 克粉碎，100 ~ 200 目过筛，用蜂蜜调糊状，外敷 1 ~ 2 小时，隔日 1 次。

八

马绍尧

辨证要点 ｜ 面部暗褐色斑，对称分布，日晒后加重。

治疗｜ 马老认为，本病多由脏腑失调，污浊之气上蒸于面，或由忧思抑郁，血虚肝郁而致。治疗可予以增白方加减。

处方｜内服中药: 白术、白芍各12克，白菊花15克，白鲜皮30克，白芷6克，白茯苓、白扁豆各15克，每日煎汤服2次。方中白术、白茯苓、白扁豆等健脾理气化湿，白芍、白菊花疏肝解郁，白芷、白鲜皮清热燥湿，祛风解毒，以达消斑祛瘀之效。**熏洗中药:** 白菊花、白蒺藜各15克，白芷6克，白附子3克，煎汤后将药液注入面部桑拿美容器熏洗面部，配合按摩和耳穴疗法。方中白菊花清热解毒，白蒺藜散结祛瘀，白芷、白附子祛风散结，以达消斑祛瘀之效。按摩时，重点揉按睛明、四白、承泣、太阳、丝竹空、印堂、颊车等穴位，动作轻、稳、有节奏，通过一整套技法，使患者面部气血运行通畅，营养供应充足。熏洗则使毛细血管扩张，配以中药药液，达到祛风通络的效果。由于全身各部位在耳部均有反射区，而且耳垂即是头面部的投影，故耳穴疗法对治疗黄褐斑有一定辅助作用。

第六章 名医验方实例
分析

病例1

张女士是一位 52 岁的中年女性，职场上的她英姿飒爽，挥斥方遒，然而脸上逐渐出现的暗褐色斑令她非常苦恼，因为职业原因，她常常需要熬夜、室外搞活动……太阳在频繁地亲吻过她的脸颊之后送上了小小的礼物———层若隐若现的黄褐斑，而且有不断扩大的趋势。这可让张女士犯了愁，开始寻找治疗色斑的方法，她也自此拉开了序幕，开始长达 5 年的战"斑"历程！

起初，黄褐斑颜色较浅，尚可用遮瑕的化妆品遮盖，此后逐渐加重，而且隐隐有扩大的趋势，这可急坏了爱美的张女士，5 年间，她走访各地医院，求医问药，也曾到各类医疗美容机构进行治疗，钱花了不少，可是收效甚微。张女士自述："有时候我感觉黄褐斑的问题比感冒发热都严重，感冒发热了吃药、打针两三天就康复了，但是黄褐斑呢？时间长的仿佛要几年甚至一辈子，它对我的身体和精神造成了双重打击。而且我在护肤品上从不吝啬，我也用了很多祛斑产品，价格由低到高，品牌由国内到国外，后来又去过美容院，钱花得不少，就是解决不了问题，挺失望的，心想就任由色斑发展，不再管它，但心里多多少少还是有些顾虑的，害怕它继续发展，到时候全脸都是，可怎么见人！就我个人来说，黄褐斑对我的折磨可谓终生难忘，每天洗脸都不敢用力，化妆也是很在意的，总是化浓妆，希望遮挡色斑，可以让自己得到一点儿安慰，平时也很少照镜子；精神上更是糟糕透了，几乎没有一天是好心情，脾气也变得很暴躁，情绪不稳定，看到不顺心的事情就容易着急，自卑心理很强，很不自信，很少和自己的亲戚朋友在一起说说笑笑，总是想一个人独处一个空间，感觉这样会安全一点儿。"长期治疗无效折磨着张女士，使她失去了信心，情绪也日渐消极。

一次偶然的机会，张女士看到陈老在养生堂上对于黄褐斑诊疗的心得介绍和案例分享，重新燃起了治疗的信心，辗转来到北京，决心从内调理，由内而外治疗痼疾。

陈老在见到张女士后，认真细致地观察了她脸上的斑片，并详细地询问了张女士日常的生活习惯和工作环境。陈老告诉张女士，她脸上的斑片属于黄褐斑，中医学也称之为"肝斑""黧黑斑"，现代医学尚未明确其发病机制，但是循证研究发现，其发病与日晒、妊娠、长期口服避孕药、月经紊乱等因素有关。对于黄褐斑，要本着预防与治疗相结合的方法，调理好内在气血，保持心情舒畅，积极预防慢性疾病。

陈老在观察了张女士的斑色情况后，还仔细地诊察了张女士的舌象、脉象，询问了是否有口干口苦、情绪急躁等情况，得知张女士平时常有口干、情绪急躁，并了解到张女士1年前已绝经，绝经后情绪不稳定的情况更加严重，而且由于工作原因常不能规律休息。陈老告诉张女士，她的情况属于肝郁血瘀证，该证型患者由于肝气郁结，情志抑郁，肝气失于条达，进而影响血液运行，长此以往导致气血瘀滞，在日常生活中要格外注意调节情志，不宜动气发怒，此外，还要注意防晒和必要的保湿措施。于是陈老结合张女士的具体病情，选用《太平惠民和剂局方》中经典名方逍遥散为基础方，此方属和解剂，具有调和肝脾、疏肝解郁、养血健脾之功效。张女士患病日久，血瘀之象明显，陈老在逍遥散的基础上辅以莪术、泽兰、橘叶、青皮等破瘀行气之品，并针对其绝经后肝肾不足的情况予以女贞子、菟丝子、山茱萸滋补肝肾。黄褐斑的形成是冰冻三尺非一日之寒，治疗起来也因个体差异而呈现不同的病程变化，陈老鼓励张女士要有信心，坚持服用中药，并遵医嘱调整生活习惯，1个月后观察病情进展。

1个月的时间很快过去了，张女士如约前来复诊，进入诊室的她与上个月急躁易怒的那位患者判若两人，虽然她依然快言快语，但是她的语言方式和神态表现与之前相比发生了质的改变，她不再咄咄逼人，而是更加耐心细致了。她欣喜地告诉陈老，自己按照陈老的指导，养生先养心，不仅和家人、同事相处得更加融洽，最关键的是自己脸上的色斑也逐渐模糊，开始出现了淡化的迹象。陈老对张女士的变化做出了高度评价和肯定，告诉她这样好的疗效与她的积极配合是分不开的，相信经过通力合作，一定可以取得满意疗效。随后，陈老根据她本次就诊的舌脉情况，再结合近期的症状变化，对原方略做调整。黄褐斑以瘀滞为本，需将行气理血的治疗原则贯穿始终，服药后张女士的情绪和色斑都有了明显改善，此时当乘胜追击，故加郁金、川芎强化疏肝理气行血之力，并约定继续按照这样的生活方式坚持下去。

当张女士第三次来医院复诊时，她的色斑已有了明显的变化，不仅颜色比原先变浅了很多，而且边缘开始变得模糊，范围也略有缩小，陈老考虑此时活血之力已足，鉴于患者的年龄及绝经后肝肾不足、天癸渐衰的身体情况，治疗当侧重补益肝肾，于是在原方的基础上辅以巴戟天、枸杞子滋补肝肾，嘱其继续服药坚持治疗，巩固疗效。第四次复诊时，张女士面部的色斑基本消退，面色也改善了不少，笑容和自信又重新回到她的脸上，因张女士自述偶有便溏的情况，陈老在原方的基础上辅以山药、薏苡仁除湿健脾，以达到顾护脾胃、培土生金之意。并建议她好好防护，做好日常生活的调整。

回顾历时 4 个月余的战斑经历，张女士颇有体会："治疗一个月的时候，色斑基本上就很稳定了，不再扩大了，隐约有变淡的趋势；两个多月时，效果出来了，色斑开始有点儿淡了，皮肤也不是很油了，不再是原来那种外油内干的感觉了，摸起来很光滑，我记得三个多月快四个月的时候，我的皮肤整体上都改善了，色斑明显变淡了，连带着鼻子上的黑头也消失了，毛孔收缩了，而且感觉皮肤白嫩了，同事都说看上去水灵灵的，我也感觉挺开心的。"

以上就是张女士战斑的经历，历时 4 个月余，终于取得满意的疗效，下面就让我们从专业的角度，结合中医学的基础理论为大家剖析张女士是如何成功战斑的。

 一诊（2015年6月3日）

张某某，女，51 岁，2015 年 6 月 3 日初诊。

主诉： 颜面起斑 5 年。

现病史： 5 年前日晒后始发面部褐色斑，未系统诊治，近 1 年明显加重，曾外用氢醌霜效果不佳，伴心烦、乏力、口干，纳可眠安，二便调。

既往史： 人工流产、乳腺增生病史。

个人史： 患者平素性情急躁、易生气、1 年前绝经。

皮肤情况： 双颧可见青褐色斑片，边界清楚，形若蝴蝶。

舌象、脉象： 舌质暗红，苔薄白，脉弦细。

辨证： 肝郁化火，气滞血瘀。

治则： 疏肝解郁，活血化瘀。

处方： 柴胡 10 克，当归 10 克，白芍 15 克，丹参 20 克，桃仁 10 克，红花 10 克，莪术 10 克，泽兰 10 克，橘叶 10 克，青皮 6 克, 生白术 15 克, 茯苓 15 克, 女贞子 10 克, 菟丝子 15 克, 山茱萸 15 克。21 剂, 水煎服, 早、晚饭后温服。

 二诊（2015年7月15日）

斑色变浅, 范围同前, 纳可眠安, 大便时稀。舌暗红, 苔薄黄, 脉沉细。前方加郁金 15 克、川芎 3 克以疏肝理气, 继服 3 周。

 三诊（2015年8月12日）

褐斑较前变浅, 范围略有缩小, 边界模糊, 纳可, 眠安, 二便调, 舌脉同前。上方加巴戟天 10 克、枸杞子 15 克以滋补肝肾。再服 3 周。

 四诊（2015年9月16日）

面部褐斑明显减淡, 范围缩小。服用中药后轻微腹泻, 每天 2 ~ 3 次, 无腹痛, 舌淡红苔白, 有齿痕, 脉沉。上方调整茯苓用量为 20 克, 加山药 15 克以补脾养胃, 生薏苡仁 30 克以健脾止泻, 再服 3 周。

【陈老对本病例的点评】

陈老认为, 肝藏血, 主疏泄, 司血海。肝为将军之官, 其气主升主动, 性刚强故欲疏泄条达, 以柔和为顺。肝藏血, 养肝体, 制肝阳, 维护疏泄功能的正常。该证型患者由于情志抑郁，肝气郁结而失于条达，如疏泄不畅，则血海难以按时满溢，气血失调则月经后期；如肝郁气滞，郁而化火，肝火旺盛，迫血妄行，则月经先期而至。"女子以肝为先天"，易于怫郁，情志致病常以肝气郁结、肝失疏泄为主，情志不遂、气机不畅、气机紊乱、气血运行不畅而生斑。如《黄帝内经素问·至真要大论》言："民病喜呕，呕有苦，善太息，心胁痛不能反侧，甚则嗌干面尘……"，提示面部色斑的发生与肝气郁结有关。又如《医宗金鉴·外科心法要诀》记载：本病"由忧思抑郁，血弱不华，火燥结滞而生于面上，妇女多有之"，由此可见，肝气郁结，气为血之帅，气不行则血不行，瘀阻经脉，气血不荣于面，失于濡养，面枯则生斑。

陈老治疗蝥黑斑，在辨证的基础上，一贯强调"治斑不离血"，且"女子以血为本"，重视活血化瘀消斑。在本证型的具体运用上，根据肝为将军之官，以柔和为顺的特点，以养血活血为法，养血以柔肝，配合行气解郁，使肝疏泄调畅而有利于调经活血。桃仁苦、甘，性平，归心、肝、大肠经；红花辛温，入心、肝经；二者乃活血化瘀的要药，临床运用时常配以川芎，辛、温，归肝、胆、心包经，具有活血行气、祛风止痛的功效，乃血中气药，且善走头面，引药上行。同时，陈老常用泽兰和益母草治疗妇女血瘀气滞、行经不利。泽兰苦、辛，微温，归肝、脾经，能活血调经，祛瘀消痈；益母草苦、辛，微寒，归肝、心包、膀胱经，可活血调经，清热解毒；两者相须为用，可增强活血调经之功。

本例患者，面部黧黑斑，伴有性情急躁、易怒、心烦，辨证为肝气郁滞，患者口干，为肝郁日久化火，伤津耗液，舌暗有瘀斑，苔白，脉弦细，四诊合参，证属肝郁化火、气滞血瘀。方药以逍遥散为基础，以柴胡、白芍为君，疏肝解郁；臣以橘叶、青皮增强理气之效；当归、白芍养血柔肝；桃仁、红花、泽兰、丹参、莪术活血化瘀、调经消斑；根据五行生克学说，肝属木，脾属土，木克土，肝气亢盛，横逆乘脾，佐以白术、茯苓实脾；肝属木，肾属水，木由水生，且肝肾同源，精血互资互用，滋肾可平肝，以女贞子、菟丝子、山茱萸滋补肝肾。全方共奏疏肝清热、行气活血之功。经治疗，肝气得疏，气血运行得畅，头面得以滋养，色斑渐退。本证型辨证加减：月经不调者可加川芎、益母草养血行气活血；痛经者加乌药、延胡索或者蒲黄温通止痛；月经先期、淋漓不尽者可加白头翁、椿皮、秦皮清热凉血止血；月经量多、色红质稠者加牡丹皮、栀子清热凉血；脘闷者加厚朴、陈皮、木香理气。

病例2

　　2015年6月3日是庄女士第一次就诊的日子。风姿绰约的她进门就热情地问候了陈老，表达着自己的仰慕之情。接着，42岁的庄女士说起了自己的烦恼。庄女士任职于一家世界500强的大型企业，因为自身能力较强，又愿意在工作中投入时间、精力，自步入职场后一路升迁，取得了辉煌的成就。但6年前，随着工作压力的增大，精明强干的庄女士也吃不消了，很长一段时间生活作息不规律，熬夜，暴饮暴食，贪凉，工作和生活中情绪急躁以及由于太过忙碌不注重防晒保护皮肤，这些不良因素使得庄女士的眼周、脸颊逐渐出现黄褐色斑点，部分逐渐融合成片，虽然不疼不痒，但却十分碍眼。每天对着镜子观察的庄女士也开始四处打听防衰老的秘诀。可令庄女士头痛的是，不论是号称美白淡斑的昂贵面膜和精华，还是具有滋补美颜功效的燕窝与阿胶，或是美容院的高价项目，都解决不了面部衰老问题。原本信心满满的庄女士逐渐开始放弃了对美的追求，变得难以入睡、不爱拍照了。起初眼周、脸颊的斑点还可以通过化妆掩盖，近一年，庄女士发现脸上的黄褐色斑片愈加严重了，厚厚的彩妆也难以全面掩盖面部的斑片。镜子里双目无神、皮肤暗淡的她觉得自己已经失去了原本的光彩。

在电视节目中看到陈老精神矍铄地讲述中医美容疗法，庄女士决定再次尝试一下。很少看中医的她只是听说了中医学的神奇之处，却未曾亲自尝试过，于是抱着试一试和调理一下身体的想法，庄女士在平台上挂了陈老的号。陈老微笑着问起了庄女士的起病过程、生活饮食习惯、月经情况、睡眠及二便情况，了解她既往的乳腺增生、甲状腺疾病病史。陈老认真地诊察了她的舌象、脉象以及局部斑片的色泽、分布等情况。起初庄女士并不明白中医诊疗过程的具体意义，陈老耐心地解释了中医的整体观念，并具体到她个人情况，说明了黄褐斑发生的原因。听罢，庄女士觉得仅从望、闻、问、切就能感知疾病的全貌，再因人制宜，从而得到精细的中医处方，是非常奇特的就医体验。陈老细心地嘱咐她避光、防晒以及调整生活作息，约定1个月后复诊。

再次见到庄女士，她面色红润，生活状态好了很多，仔细观察发现，她脸颊的斑片颜色减淡了些。庄女士满眼笑意，说起吃完汤药的变化，面部的色斑已经可以通过化妆掩盖了，吃饭胃口有所好转，夜间睡眠也沉稳了不少，情绪也不似以往心烦意乱，觉得身体轻松了许多。如初次见面陈老所言，中医诊疗是全方位的，带来的变化也是全方位的。带着信心，她更加配合陈老的中医诊疗，积极地了解中医对于黄褐斑的认识，表示一定配合医生完成生活调护，并约定了下次就诊的时间。

三诊时，庄女士一进门便热情地说起了好消息，她觉得脸上的斑片颜色明显变浅，自己的气色肉眼可见地发生变化，现在不需要化妆也可以出门。连周围的同事和亲友都忍不住惊叹她的变化，庄女士信心倍增。陈老告诉庄女士，中医治疗本病皆从内调整，等到全身气血充盛、脾肾健旺、经络通畅，斑片自然就消退了。她不仅感慨中医的神奇，还对陈老精湛的医术钦佩不已。

四诊时，庄女士脸上的斑片已不明显，容光焕发的她不惧衰老，更喜欢现在的生活状态了。这一次尝试，不仅解决了面部色斑的问题，也解决了睡眠、饮食、二便、月经等方面的问题，她可以继续心无旁骛地为热爱的事业而奋斗。庄女士多次感谢陈老的仁心仁术，不仅医术高超，而且对患者充满耐心，不厌其烦地解释问题和交代注意事项，鞠躬示意后才离开了诊室。

下面我们就详细回顾一下庄女士的四次就诊记录，并进行分析。

 一诊（2015年6月18日）

主诉：颜面起斑6年。

现病史：6年前因工作压力增大，眼周出现褐色斑片，后面积逐渐增大，渐及双颊，部分融合成片，无自觉症状。月经周期规律，月经量少、色暗，有血块，无明显痛经；自觉困倦乏力，纳食不香，夜寐欠安，大便调。

既往史：乳腺增生、甲状腺结节病史数年余。

皮肤情况：面颊、双颧可见指甲盖至硬币大小地图状黄褐色斑片。

舌象、脉象：舌淡红，苔薄白，脉缓。

辨证：脾失健运，气血瘀阻。

治则：健脾益气，摄血调经。

处方：黄芪10克，太子参15克，茯苓15克，白术10克，当归10克，川芎10克，白芍30克，熟地黄10克，益母草15克，泽兰10克，桃仁10克，红花10克，莪术10克，王不留行10克，郁金10克，橘叶10克，青皮6克，女贞子15克，枸杞子15克。21剂，水煎服，早、晚饭后温服。

 二诊（2015年7月15日）

药后褐斑颜色变淡，范围同前，疲乏减轻，月经血块减少，纳食稍好转，舌淡苔白，脉缓。前方黄芪加至20克以补中益气，继服3周。

 三诊（2015年8月19日）

药后斑色明显变浅，范围缩小，夜寐好转，舌脉同前。

上方调整黄芪用量为 30 克，加丹参 20 克，以加强养血活血之力。再服 3 周。

四诊（2015年9月30日）

面部黄褐斑明显消退，范围明显缩小，无明显不适。舌淡红，苔白，脉细滑。上方加巴戟天 10 克、补骨脂 10 克以补肾温脾，继服 21 剂巩固疗效。

【陈老对本病例的点评】

陈老认为，脾为后天之本，气血生化之源，脾主中气而统血。脾气健运，气血充盛，则血循常道；脾气虚弱、失去统摄之权，则运化不利，水湿内停，血不循常道而下溢。正如《诸病源候论》所说："面黑皯者，或脏腑有痰饮，或皮肤受风邪，皆令气血不调，致生黑皯。"

分析：本例患者除面部色斑外，困倦乏力症状突出，同时伴有纳呆、失眠，月经量少、色暗，舌淡红，有齿痕，脉缓，一派脾失健运的证候；而经血色暗伴有血块，说明因气虚统帅无力，血行滞涩而有瘀滞。陈老在治疗中，以健脾益气为主，黄芪、太子参、茯苓、白术补中健脾、益气摄血；当归、川芎、益母草、泽兰养血活血，桃仁、红花、莪术、王不留行活血化瘀，郁金、橘叶、青皮行气解郁，使气血运行顺畅；女贞子、枸杞子、熟地黄、白芍滋补肝肾。

全方温中健脾，养血活血，使脾气健旺、生化有源，气充血旺、循行顺畅，统摄有权、血循常道，气血充盛、颜面荣润。患者困倦乏力而又夜寐不实，看似矛盾，实为脾气不足而困倦，气血不充、心神失养而夜寐不实。因此，在复诊治疗时，在原方基础上加大黄芪用量，并加丹参以益气养血安神。

陈老认为，虽然五脏是人体生命活动的中心，但其中肾、脾二脏作为先天和后天之本，对保持人体健康和皮肤荣润尤其重要。脾主运化，运化功能关系到饮食水谷等营养物质的消化、吸收和输布，是气血生化之源。人之所以有生机、有活力，全赖脾胃的滋养和健运，脾胃的盛衰与人体健康、肌肤的荣润休戚相关，尤其对面部气血起着决定性作用，故中医素有阳明胃脉荣于面的论述。肾精秉承于父母，又需要脾运化的水谷精微的不断化生和滋养，脾运化水谷精微又需要肾中阳气的温煦。所以，陈老在健脾助运时，根据脾与肾在生理、病理上相互影响、相互为用的关系，注意滋补肾精以促进气血化生，填补肾阳以温煦脾的运化。

病例3

　　李女士，41岁。自从9年前开始，她发现双侧脸颊、额头慢慢出现了黄褐色不规则的斑片。虽然不痒也不疼，但是每次照镜子都会发现斑片的面积一直在增大——起初是两边脸颊有少许星星点点的黄褐色斑点，可以用遮瑕膏遮盖住。后来，部分斑片颜色加深，逐渐融合在一起，变得十分显眼。李女士逐渐开始不自信了，走上了抗衰老之路。李女士平时工作比较忙碌，但是衰老带来的刺激让她不得不尝试各种办法。不论是美白面膜，还是美容院的各种医美手段，都没有改善李女士脸上的斑片，这让李女士愁容满面，变得不爱交际和拍照了。李女士发现，每次着急生气、劳累及熬夜后，脸上的斑片都会增多，甚至眼周、额头也不能避免。随着病情进展，李女士不得不四处打听新的美白淡斑方法。后来听同事介绍中医可以从内调理身体，美白皮肤，淡化斑片。听闻陈老擅长应用中医理论，通过辨证的方法治疗黄褐斑，且疗效十分显著，李女士觉得抓住了一根挽救自己"心病"的稻草，并决定尝试一番，于是挂了陈老的门诊号。

　　在一个阳光明媚的春日上午，微风习习，李女士怀着忐忐的心情第一次走进了陈老的诊室。她提前一晚准备了很多问题想咨询陈老，难以控制的焦虑情绪让她彻夜不眠，她更怕得到的是"难治"的回答。陈老亲切地问诊、切脉，翔实地记录了主诉、治疗经过、刻下症状及既往病史等基本信息，明确了疾病的诊断。随后，又着重询问了起病的诱因。李女士无奈地诉说着，平素工作压力大，在一次高强度的工作周期后，面部出现了斑片。加之由于素来入睡困难，频繁地做梦影响了睡眠质量，这也是重要因素。李女士说："平时身体总感觉哪里都不舒服，现在脸上的斑片也越来越严重，甚至化妆都很难遮掩住，感觉都不想出门见人了，麻烦您帮帮我！也让我睡个好觉吧。"

听完李女士的叙述，陈老稍稍安抚李女士的情绪，告诉她："中医认为，长期劳累、消耗、情绪不畅及人体衰老等因素导致了黄褐斑的发生，其病机为气血、肝肾亏虚，血瘀于内，导致面生褐色斑片。经过中医中药调理，可以使气血充足、肝肾健旺，您的气色会逐渐好转，斑片也会随之减淡。"解释完病因病机，陈老继续认真地检查她面部斑片的色泽、分布等情况，查看了李女士的舌质、舌苔、舌下络脉，仔细诊了脉，又询问了李女士的饮食、汗出、二便等情况，并了解李女士的月经情况。李女士素来月经前乳房明显胀痛，月经常常错后，而且经量不多。陈老将这些一一记录下来。陈老对李女士说："对于您的情况我已经大概了解了，这个疾病是可以治疗的。但是，根据黄褐斑这个疾病本身的特征，结合您的病程已经很多年了，咱们的治疗周期可能会比较长，因此，需要您从规律服药、调整作息方面配合我的工作，建立信心，咱们共同努力，一起把它治好。"李女士频频点头。

接着，陈老开出了中药方剂，向李女士交代了中药的煎服方法，耐心解答了她的诸多疑问，并着重告诉李女士注重避光、防晒及保湿护肤等，以及避免不良化妆品的刺激使病情加重。最后，陈老再次鼓励李女士，黄褐斑并非不可治的疾病，最重要的是积极配合治疗，保持信心，坚持治疗一定会有回报的。

时间过了1个多月，李女士前来复诊，一进诊室就激动地跟陈老说："我今天没有化妆，因为斑片颜色浅了许多，不仔细看可能已经注意不到了。周围同事频频夸赞我气色好！而且我的不良情绪减少了很多，时常感觉心情舒畅。最近身体的疲倦感也没有了。"陈老笑着点头，肯定了李女士的积极配合。接着，陈老询问了各种症状的变化情况，调整了中医组方用药，让李女士再继续服用一段时间中药，以便巩固疗效。

李女士再次走进诊室的时候，已经是盛夏了。李女士也收获了"盛夏的果实"。她发现，自己脸上的黄褐色斑片已经散开，颜色进一步变淡，面积明显变小了，脸上的皮肤变得红润有光泽了。李女士特别开心地说："上次您调整药方，我吃了十来天后就觉得食欲好转，睡眠情况明显改善，也没有再时时关注脸上的情况，后来有一天同事说我的气色越来越好，甚至几乎看不见我脸上的斑了。对于现在的治疗效果，我十分满意，多亏了您开的中药！"陈老也分享了患者的喜悦，又再次给李女士调整了药方，并嘱咐道："吃完这次的中药，如果情况完全改善，你也觉得很满意，就可以不用再吃中药了。但是，日常的防护还是要坚持做，尤其是面部的避光、防晒及保湿。在工作和生活中，也要保持乐观的心态，劳逸结合。"李女士再三对陈老表示了感谢，未再来门诊复诊。后来通过随访得知，李女士脸上的斑片没有新起，原本的斑片也完全消退。润泽的肌肤使李女士内心原本的阴霾一扫而光，取而代之的是无限的自信与满足！

下面我们来分析一下李女士三次就诊情况及中医组方用药的变化。

 一诊（2015年4月1日）

李某某，女性，41 岁，初诊日期 2015 年 4 月 1 日。

主诉：颜面起斑 9 年余。

现病史：9 年前因工作紧张、劳累，面部起褐色斑，逐渐加深、扩大。时感腰膝酸软；月经后期且量少，经前乳房胀痛；平素常感心烦；口干、喜饮；失眠多梦；大便干燥。

既往史：乳腺增生病史 4 年。

皮肤情况：两颧、前额可见淡黑褐色斑，边界不整，界限清晰。

舌象、脉象：舌红少苔有裂纹，脉沉细。

辨证：肝肾阴虚，气血瘀滞。

治则：滋补肝肾，养血活血。

处方：熟地黄 10 克，当归 10 克，川芎 10 克，白芍 30 克，桃仁 10 克，红花 10 克，泽兰 15 克，益母草 15 克，山茱萸 15 克，枸杞子 15 克，山药 10 克，黄精 10 克，女贞子 15 克，墨旱莲 15 克，阿胶珠 10 克，柴胡 6 克，郁金 12 克。21 剂，水煎服，早、晚饭后温服。

 二诊（2015年5月13日）

服药后褐斑颜色变淡，范围同前，口干、喜饮，眠不实，易惊醒，舌红，苔薄白，脉沉细。前方加酸枣仁 30 克、知母 10 克、巴戟天 10 克，以养心安神，继服 4 周。

 三诊（2015年7月15日）

服药后褐斑颜色变淡，中心散开，范围缩小，口干及睡眠差改善。舌红，苔薄白，脉沉细。前方去知母，加杜仲 10 克、续断 10 克以滋补肝肾。继服 4 周。

【陈老对本病例的点评】

陈老认为，此证多因过劳或久病消耗，致肾水亏耗，阴虚火旺，虚火上炎，水不制火，阴血日耗，血虚不能华面，面络瘀滞所致。由于肾阴亏虚，精亏血少则月经量少；肾水不足，水亏不能制火，虚火上炎，故虚烦不得眠、手足心热；热迫血行而往往月经先期；肝肾同源，肾阴不足，肝血亏虚，故双目干涩；虚火上炎，颜面失荣则生斑。正如《外科正宗》所说："黧黑斑者，水亏不能制火、血弱不能华肉，以致火燥结成斑黑，色枯不泽。"

本例患者工作劳累紧张、夜不能寐，日久肾阴耗伤而腰膝酸软；肾水不足，不能上济心火，故失眠多梦。肾阴亏虚，精血不足，故月经后期且量少；肾水不足，水不涵木，阴虚肝旺，故性情急躁、行经乳胀。口干、喜饮，舌红少苔有裂纹，脉沉细等，一派阴虚内热之象。治疗上，陈老用熟地黄、山药、山茱萸，取六味地黄丸之意，加黄精平补肾、脾、肝三脏之阴；以女贞子、墨旱莲取二至丸之意，滋肝肾、养阴血；枸杞子益肾填精；当归、川芎、白芍、桃仁、红花配熟地黄，取桃红四物之意养血活血、化瘀消斑；阿胶补血止血、滋阴润燥；柴胡、郁金理气解郁，益母草、泽兰活血通经，协同使用使气机调畅，冲任调和。全方以滋补肝肾之阴为主，兼以养血活血，化瘀消斑。二诊加酸枣仁、知母以养心安神，三诊加杜仲、续断以滋补肝肾。

陈老认为，肾贮藏着秉承于父母的先天之精和水谷精微化生的后天之精，故肾阴又称元阴，是人体阴液的根本，是生长、发育和生殖的物质基础，肾的阴阳既要充盛，又要相对平衡、协调。如果肾阴亏损，使精不化血、精不化气，则精血、肾气都会不足，月经异常就会随之而来；精血亏虚，头面失荣，或阴不制阳，虚火上炎，熏灼面部，血热滞结则发生黄褐斑。因此，陈老在治疗用药时，以滋阴补肾为主，辅以养血活血，达到精血充盛、阴平阳秘、冲任调和、化瘀消斑的功效。同时又根据肾为水火之脏，肾之阴阳互根互生的理论，在滋补肾阴时又常常用菟丝子、杜仲等温补肾阳，以阳中求阴。但如果患者阴虚火旺的证候明显，则慎用之，否则常常加重虚火上炎，致使颜面生疮长痘，阴虚火旺者则可去杜仲、菟丝子，加牡丹皮、知母以滋阴清热降火。

病例4

　　杨女士，39岁，虽然年龄不大，但相较于同龄人，已然可以说是人生赢家。985名校毕业的她就职于一家外资企业，因业绩突出，备受领导重视，年纪轻轻便成了部门经理。她的丈夫是其大学同学，亦是初恋，俩人风风雨雨携手走过了十多年，依旧甜蜜如初，丈夫爱她、懂她、理解她，公婆相处也十分和睦，可爱的女儿已经上小学了，学习成绩优异，能歌善舞。工作之余，一家五口常四处旅行。夫妻二人一直想要儿女双全、希望孩子将来能有个伴儿、能够互相照应，随着国家"二孩"政策落地实施，夫妻二人积极响应号召，拥有了第二个可爱的小宝宝。然而一切问题也是从这次怀孕开始的，杨女士曾经娇嫩白皙的脸上出现许多黄褐色斑点，让她有一丝焦虑，因为是高龄产妇，怕怀孕期间看病吃药会影响宝宝健康，便没有去医院。同样怀过宝宝的朋友安慰她，自己曾经怀孕的时候脸上也有过相似的斑，说是"胎毒"，生完宝宝后1年内就渐渐消退了，现在脸上完全没有色斑的痕迹。虽然她将信将疑，但朋友的话让杨女士放心不少，而且因为色斑并不是很严重，杨女士便没有放在心上。然而随着孩子月份的增大，杨女士脸上的黄褐色斑点越来越多，有些甚至连成了一片，尤其是双侧颧部、鼻背部最严重，有些形状像蝴蝶一样，同时情绪也越来越不稳定，时而急躁，时而忧郁，这些问题在她第一次怀孕的时候并没有遇到过，她虽然心里着急，但也觉得等孩子出生后就好了。终于等到孩子出生了，杨女士脸上的黄褐色斑片变淡了，果然如朋友所说，当时的她觉得一切慢慢会越来越好的，便没有留意。

直到1年前，杨女士工作遇到了瓶颈，晚上还要照顾宝宝，所有的压力积攒在一起，性情也变得暴躁起来，经常因为一些小事和丈夫吵架，特别容易生气。谁知，此时脸上的黄褐色斑片非但没有消失，反而颜色越来越深，面积还扩大了。俗话说"病急乱投医"，内外交困的她尝试过许多办法，在各种推荐下买了各式各样祛斑美白的洗面奶、面霜、精华及面膜，也去美容院寻求办法。但是钱花了，脸上的斑却没有太大变化，这让她很是苦恼。周围朋友为她出谋划策，建议找个医院好好看看。机缘巧合下，陪父母看电视的杨女士在《养生堂》节目中看到了陈老，彼时，陈老已九十多岁高龄，但面色明润，白里透红，发黑浓密，中气十足，言语清晰，极少看到皱纹。此刻，杨女士忽然觉得自己看到了希望。在多次努力下，终于挂到了著名皮肤科医生陈彤云教授的专家号，她对这次就诊十分期待。

就诊当天，虽然等候多时，但当看到陈老和蔼的面容，杨女士原本的焦虑和不安一下子就放松了许多。陈老仔细地观察了杨女士的皮肤状态：双侧颧骨部、鼻背部可见黄褐色斑，边缘比较清楚，有些是点状的，有些是片状的，部分形状像蝴蝶一样。查看舌头，颜色比较暗，有一些瘀斑，舌下的脉络为青紫色。陈老随即详细询问了发病原因、病情发展经过、治疗经过和月经情况，原来杨女士苦恼的不仅仅是色斑问题，还有月经问题，自诉每次月经前都会出现双侧乳房胀痛，经期有所缓解，到了月经后期的时候，月经颜色比较暗，还会有很多血块，来月经时情绪也不好，总是很想发脾气。此外，陈老详细地询问了饮食习惯、睡眠状况及大、小便情况，发现杨女士由于处于事业上升的瓶颈期，平时工作压力较大；孩子年幼，经常夜晚起夜哭闹，因而睡眠一直比较浅，容易被惊醒，醒后便很难再次入睡；饮食和大、小便则比较规律。陈老说着便为其号了脉。

陈老在了解了杨女士的情况后，并没有着急给她开中药，而是告诉她平时应该如何护理自己的皮肤：最重要的是避免日光暴晒，尤其是上、下班通勤路上需要做好防晒措施；保持情绪放松，不要过度忧愁或焦虑，积极乐观的情绪有助于病情的改善；此外，保证充足的睡眠。需要特别注意的是，切忌病急乱投医，一定不要滥用化妆品或刺激性药物，应听从专业医生的建议，使用安全有效的医美产品；同时，多吃蔬菜、水果补充维生素 C，少吃辛辣刺激及油腻食物对病情改善也有一定帮助。杨女士听到这里也感到后怕，庆幸没有因病急乱投医酿成不良后果。最后，陈老为杨女士开了中药方，再次嘱咐她要规律服药，调整情绪，规律作息，注意防晒。杨女士表示一定会积极配合治疗，并约定 3 周后再来复诊。

很快，3周过去了。刚一进门，陈老便发现，相比之前，杨女士的皮肤变得有光泽了，神情也开朗了起来。杨女士面带笑容再次来到诊室，欣喜地告诉陈老，自己回家后严格按陈老的医嘱，认真服药，时刻注意防晒，努力改变不良的生活习惯。功夫不负有心人，果然脸上的色斑变浅了，并且心情得到了很好的改善，月经情况也改善了不少，月经前双侧乳房胀痛明显减轻了，但月经颜色仍有点儿暗，不过现在已经不焦虑了，而且对接下来的治疗十分有信心，希望自己脸上的色斑能快点儿变淡、变小。陈老看到杨女士的变化也十分开心，给了她充分的肯定，并嘱咐其良好的生活习惯需要继续保持。根据身体情况和舌苔脉象的变化，陈老在原方的基础上增加一味中药，让杨女士继续服用，依旧是3周后再来复诊。

当第3次来到医院时，杨女士脸上的笑容更加灿烂了，一见到陈老,她便高兴地讲述着自己近1个月来所发生的变化。杨女士脸上的黄褐斑不仅颜色越来越淡，连范围也有了明显的缩小。她非常感谢陈老的治疗带给她的改变，整个人的情绪也都好了起来。此外，晚上睡觉也踏实了许多。陈老依旧耐心地号脉，分析病症、舌象，再次调整中药，这次仅减去了一味中药，嘱咐她继续服用汤药治疗3周。

再次见到杨女士时又是3周后，这次的杨女士像变了个人似的，脸上容光焕发，皮肤也比之前润泽了，整个人看上去气色好了许多，人也精神了，脸上有了笑容。杨女士一来就开始感谢陈老，说服药期间睡眠好了很多，最关键的是脸上的斑大部分消退了，只留下星星点点的斑，颜色也淡了不少，最近同事们都夸她皮肤比怀孕前还要好，夫妻关系也颇为和睦。此刻的她非常有信心，认为只要积极配合治疗，脸上的斑一定会完全消退。最后，陈老建议杨女士再服用一段时间中药，以便巩固疗效，并且嘱咐她把良好的生活习惯保持下去。3 个月后，陈老团队电话随访，杨女士表示万分感谢，因为现在色斑全部消退啦！

这就是杨女士"祛斑"的故事。下面，让我们从专业角度看看陈老是怎么帮助杨女士解决黄褐斑烦恼的。

 一诊（2019年8月5日）

主诉： 颜面起斑 3 年。

现病史： 3 年前妊娠始发面部褐斑，生育后有所减轻，但未全部消退，近 1 年因工作压力及情绪欠佳，面部色斑明显加重。现症：行经前双侧乳房胀痛，月经后期，经血色暗、血块多，睡眠不好，醒后难以入睡，纳可，二便调。患者平素性情烦躁，易生气。

既往史： 乳腺增生 2 年。

皮肤情况： 双颧、鼻背部可见黄褐色斑点、斑片，边界清楚，形若蝴蝶。

舌象、脉象： 舌质暗，有瘀斑，苔薄白，脉弦细。

辨证：肝郁化火，气滞血瘀。

治则：疏肝解郁，活血化瘀。

处方：柴胡 10 克，当归 10 克，川芎 10 克，白芍 20 克，熟地黄 10 克，桃仁 10 克，牡丹皮 10 克，红花 10 克，栀子 10 克，泽兰 10 克，郁金 10 克，茯苓 15 克，薄荷（后下）5 克，僵蚕 15 克。上方 21 剂，水煎服，每日 1 剂，早、晚饭后温服。

调护：节饮食，调情志。

二诊（2019年8月26日）

原有斑色变浅，经前乳房胀痛减轻，经血色暗，舌暗，苔白，脉弦。前方加益母草 15 克，继服 3 周。

三诊（2019年9月16日）

面部褐斑范围明显缩小、颜色变浅，月经血块减少，睡眠明显改善，舌脉同前。上方去薄荷，再服 3 周。

四诊（2019年10月7日）

面部黄褐斑消退 90% 以上，双颧、鼻背散在数个豆粒大小浅褐色斑点。继用上方巩固疗效，3 个月左右，黄褐斑基本消退。

【陈老对本病例的点评】

该患者平素心情烦躁，易怒，经前乳胀，月经后期，经血色暗、血块多，舌暗有瘀斑，苔白，脉弦细，证属肝郁化火、气滞血瘀。肝藏血、主疏泄、司血海，由于情志抑郁，肝气郁结，使肝气失于条达，疏泄不畅；或肝郁化火，致气血悖逆、运行滞涩，上结于面而生斑。正如《医宗金鉴》所说：本病"由忧思抑郁，血弱不华，火燥结滞而生于面上，妇女多有之。"

陈老根据肝为将军之官，以柔和为顺的特点，以养血柔肝、活血调经、行气解郁为法，处方以丹栀逍遥散为基础。方中以柴胡、郁金、薄荷疏肝解郁；牡丹皮、栀子清热除烦；熟地黄、当归、白芍养血柔肝；桃仁、红花、泽兰、川芎活血化瘀，调经消斑，其中桃仁、红花乃活血化瘀要药；川芎乃血中气药，善走头面，引药上行；泽兰、益母草活血调经，陈老常用其治疗妇女血瘀气滞、行经不利之证。茯苓实脾，僵蚕本为祛风通络药，《神农本草经》说僵蚕有灭黑鼾作用，陈老常将茯苓、僵蚕作为对药使用，认为有美白祛斑的功效。

病例5

  2002 年 6 月 4 日上午，陈老的诊室来了一位 40 岁的中年女性，她的双眼带着疲惫与拘谨，令我印象较深的原因是她戴着口罩，在那个年代，平常出门戴口罩的人着实不多见。在请她坐下以后，陈老开始问她一些基本情况时，她才慢慢摘下自己的口罩，在阳光下，我看到了她双颊散在的黄褐色斑片，顿时便知道她所为何来了。她说平常工作压力比较大，经常会熬夜，从 32 岁开始，不知道为什么总是睡不着，后来不得已就开始吃安眠药，也许是经常吃安眠药的缘故，平常工作的时候也总是会觉得想睡觉，浑身乏力。说着她的语声带着些哭腔，她说自己之前皮肤很好，大概 2 年前的时候，突然有人跟她说："李姐，你的脸上是怎么回事呀？"刚开始脸上好像有些小斑点，也没有很在意，回到家后发现脸上有些斑片，想着过几天可能就消退了，后来不知不觉间，脸上的斑片面积越来越大。李女士说自己之前是一个很爱美的女孩儿，在发现脸上起斑后，心里非常烦躁，晚上睡眠也越来越差，出门的时候总觉得别人会嘲笑自己，被几个同事说脸上起斑之后，就经常戴口罩出门了，工作的时候也不愿意与人交谈，有些自卑。

这两年，去了挺多地方看病，也试了很多偏方，花了很多钱，可是都没有见到明显的效果。陈老听后连忙安慰她，等她的情绪慢慢稳定后，开始仔细询问她的饮食、睡眠，大、小便，情绪、月经等情况。在采集完四诊信息之后，陈老开出了方子，李女士忙问自己还有希望恢复吗？下次什么时候再来呢？陈老微微一笑，让她别太着急，并一一回复，还跟她详细说了说黄褐斑需要注意的一些生活常识，比如防晒、保湿、情绪、睡眠等。她噙着泪水说自己一定按时吃药，连声道谢地走出门。

3周后我再次看到了李女士，这次她的精神状态明显较上次好，走路仿佛也更有底气了，在她摘掉口罩后，明显看得出斑片比上次变淡了，脸上挂着笑容。跟上次来的时候比，简直像换了一个人。她说自己最近觉得有力气了，不会总是特别困，而且睡眠比之前好了一些。陈老微微地笑了笑，随即又开了方子，在前方基础上稍做调整，李女士拿了处方道谢而去。

在之后的两次复诊中，李女士的脸色越来越红润，黄褐色的斑片也愈加浅淡，嘴角的笑容逐渐挂起。最后一次来诊室时送来了一面锦旗，上面写着：德艺双馨，妙手回春！

下面就从专业角度具体分析一下这几次的就诊情况。

 一诊（2002年6月4日）

主诉：颜面起褐色斑片2年。

现病史: 近 2 年患者发现面部起斑，伴纳食不香，困倦乏力，夜寐欠安，大便时溏。月经先期、量多、色暗有血块，舌淡嫩有齿痕，苔黄，脉缓。现面颊、双颧可见地图状黄褐色斑片。

既往史: 近 7 ～ 8 年因失眠经常服用安眠药［地西泮（安定）2 ～ 3 片 / 周］。

辨证: 脾虚失摄，气血瘀阻。

治则: 健脾益气，摄血调经。

处方: 黄芪 15 克，太子参 15 克，茯苓 15 克，白术 10 克，当归 10 克，川芎 10 克，郁金 10 克，泽兰 10 克，山药 15 克，升麻 10 克，大枣 7 枚，生谷芽、生稻芽各 10 克。上方 21 剂，水煎服，每日 1 剂，早、晚饭后温服。

二诊（2002年6月25日）

黄褐斑颜色变淡，患者睡眠稍好转，疲乏减轻，月经血量较前减少，舌淡，苔白，脉缓。前方减白术，加酸枣仁 15 克，继服 3 周。

三诊（2002年7月16日）

斑色变浅且范围明显缩小，月经量及血块减少，睡眠改善，舌脉同前。上方加陈皮 10 克，再服 3 周。

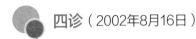

四诊（2002年8月16日）

面部黄褐斑消退60%以上，皮肤润泽。临床好转。继用上方21剂，巩固疗效。

【陈老对本病例的点评】

本例患者平素自觉困倦乏力、大便溏泄的症状突出，同时伴有纳呆、失眠等症状，月经先期且血量多，舌淡嫩有齿痕，脉缓，此为一派脾气虚、统摄失权的证候；而血色暗伴有血块，说明因气虚统帅无力，血行滞涩而有瘀滞，故而可见月经先期且血块多。

陈老在治疗中，主要辨证为脾虚失摄，气血瘀阻，治以健脾益气为主，黄芪、太子参、茯苓、白术、山药补中健脾、益气摄血；方中升麻主要起升阳止泄之功效，与太子参、黄芪、白术、茯苓配伍升脾止泄，同时固摄经血；生谷芽、生稻芽、大枣健脾和胃、养血安神，水谷得以受纳，脾气得以健运，则气血生化有源；当归、川芎、泽兰养血活血；郁金行气解郁，使气血运行顺畅。患者困倦乏力而又夜寐不实，看似矛盾，实为脾气不足所致困倦，气血不充、心神失养而夜寐不实。因此，在复诊治疗时，在原方基础上加酸枣仁，既可宁心安神，又有醒脾之功。全方温中健脾，养血活血，使脾气健旺，生化有源，统摄有权，血循常道，循行顺畅，气血充盛，颜面荣润。方中配伍用药，考量颇多，故而药到症减。

病例6

　　吴女士，38岁，在亲朋好友眼中，她从小就是一个乐观开朗的人，在工作和生活中都充满了朝气，总能给家人、朋友带来快乐。但近几年吴女士工作岗位调动，每天在单位的工作任务变得繁重，时常需要加班、熬夜，不能按时吃饭、按点下班，渐渐地，吴女士感到力不从心，每天起床后都感觉倦怠乏力、精神疲惫，平时说话时也会觉得有气无力，偶尔爬几层楼也会大喘气，即使在夏天也会觉得手脚冰凉，冬天的时候，总是比别人穿得多，还比别人更容易怕冷。除此之外，最为让人注意的是她两侧的面颊起了淡黄褐色斑片，而且逐年加重，近1年甚至上唇也起了相似的斑，面部的色斑和身体的不适严重影响了吴女士的日常生活。吴女士一方面觉得工作上力不从心，另一方面因为自己从小就是一个爱美的女孩，脸上的斑片让她逐渐不愿意与人正面交谈，吴女士为此买了不少据说可以祛斑的护肤品、化妆品，也吃了许多强身健体的保健品，却都没有什么效果，经常暗自流泪，却也不知该如何是好。

　　于是吴女士来到医院，机缘巧合地竟挂到了对损容性疾病研究颇深的著名皮肤科医生陈彤云教授的专家号。吴女士当天一进诊室，陈老便注意到了吴女士的面色，那是一个萎黄晦暗、神情疲乏的面容。吴女士哽咽着向陈老讲述了她的情况，4～5年前她两颧出现淡黄褐色斑点，这些色斑逐渐增多，扩展至两侧面颊、上唇，面色也差了许多，逐渐变得暗黄，而且每天都觉得精神疲惫、倦怠乏力，睡醒后依然觉得很困倦，且无论冬、夏总是四肢冰凉。陈老微笑着点头，并仔细观察了吴女士的面部，发现她两侧面颊散在淡黄褐色斑点、斑片，部分已经融合成片，边界清晰，上唇也有类似的斑点、斑片。陈老随即又详细询问了吴女士睡眠、月经、生活规律及大、小便情况，得知吴女士因每日的困倦而变得嗜睡，近几年月经量也逐渐变少，还夹有血块，每日大便多是溏软便。陈老心中已大致明了。在问诊的同时，陈老还认真观察并记录了吴女士的舌象和脉象，综合评估吴女士的身体状况后，结合收集的信息为她开具了药方，嘱咐吴女士做好日常防晒防护，尽量放松心情、早睡、按时用餐、多食用新鲜蔬菜及水果，并建议她3周后再来复诊。陈老借此病例教导学生们，黄褐斑患者大多伴有情绪问题，有的是因为黄褐斑导致的情绪问题，而有的是因为其他情绪问题导致的黄褐斑，故而在用药时多以解郁行气之品开郁顺气，可使效果更佳。

吴女士回到家后，认真执行陈老的医嘱，按时吃药，努力调整自己的生活方式和习惯。3周后吴女士带着笑容来到诊室，这一次吴女士不再像上次一样神情疲倦、满面愁容，整个人看起来精神了不少，脸色也明显好转。她高兴地告诉陈老，经过3周的治疗与调整，她感觉两颊的色斑颜色淡了不少，而且不再像之前那样整日恹恹，每天起床后都感觉比之前更有精神，困倦嗜睡的状态也好了很多，上班时也不会总觉得有气无力，说话也比之前更有力气了。陈老也为吴女士感到高兴，详细询问了吴女士这3周的变化，记录了病情，观察舌脉情况，调整中药，嘱咐吴女士坚持目前的生活方式，并继续服用调整后的中药治疗，约定3周后复诊。

第3次进入陈老诊室的吴女士笑容灿烂，她说自己脸上的色斑范围明显缩小，颜色也更淡了，且月经量比之前增多了，近2周大便都能成形，四肢冰凉也明显缓解，面色比之前红润了很多。从她的言谈举止不难看出，她非常感谢陈老，对自己黄褐斑的治疗充满了信心，也对自己未来的生活充满了信心。陈老再次为吴女士号脉察舌，考虑吴女士病程较久，陈老为吴女士调整了中药，嘱咐吴女士再服用3周后复诊。

3周很快过去了，再次见到吴女士时，她神采奕奕，笑容灿烂，气色很好，此时她两颊及上唇曾经的色斑已经基本消失。面对吴女士不停地感谢，陈老也十分为她高兴，毕竟医者仁心，见到患者好转，就是对医生最好的回馈，这是一种心灵上的温暖。陈老建议吴女士再服用3周中药巩固，并再三嘱咐吴女士一定要保持良好的生活、起居及饮食习惯，不要让疾病再次复发，吴女士笑着承诺一定会遵守医嘱，绝不辜负陈老的苦心。此情此景让我们了解了作为医生幸福感的由来，那种可以帮助别人，从而让自己快乐的感受，就像冬季里的一束阳光，温暖着彼此。

吴女士的治疗告一段落，让我们一起看看陈老是如何为吴女士解决问题，让她重新绽放笑容的。

 一诊（2010年7月15日）

主诉：颜面起褐色斑片 4 ~ 5 年。

现病史：近 4 ~ 5 年来，自觉精神疲惫，倦怠乏力，手足不温，面色萎黄不华，伴褐斑逐年加重。现症：嗜睡，大便溏软，月经量少，有血块。

过敏史：无。

家族史：无。

皮肤情况：面部双颊、上唇可见淡黄褐色斑。

舌象、脉象：舌质淡嫩有齿痕，苔薄白，脉滑缓。

辨证：脾虚不运，气血瘀滞。

治则：健脾益气，养血活血。

处方：黄芪 10 克，党参 10 克，白术 10 克，茯苓 15 克，僵蚕 10 克，泽兰 10 克，红花 10 克，丹参 20 克，当归 10 克，川芎 10 克，白芍 20 克，熟地黄 10 克，白附子 6 克，细辛 3 克。上方 21 剂，水煎服，每日 1 剂，早、晚饭后温服。

调护：做好防晒，调起居，节饮食，畅情志。

二诊（2010年8月5日）

面部褐斑颜色变淡，精神状态稍好，嗜睡减轻，舌淡，苔白，脉缓滑。前方加枸杞子15克、菟丝子15克，继服3周。

三诊（2010年8月26日）

斑色变浅且范围明显缩小、边界不清，月经量有所增加，大便成形，手足不温减轻，舌脉同前。上方中黄芪、党参各加至15克，再服3周。

四诊（2010年9月16日）

面部黄褐斑全部消退，皮肤有光泽。继服上方21剂，巩固疗效。

【陈老对本病例的点评】

该患者神疲嗜睡、倦怠乏力、面色萎黄、大便溏软，为脾气虚、脾失健运的典型症状：脾阳不振不能温煦四末，故手足不温；脾虚失运，血失推动，加之阳气不足，阴寒内盛，血遇寒凝，致使血行艰涩。月经量少而有血块，舌质淡嫩有齿痕，苔薄白，脉滑缓，为脾虚失运之象。故而应健脾益气，养血活血：以黄芪、党参、白术、茯苓健脾益气，生化气血；熟地黄、白芍、当归、丹参滋阴补血，养血活血，按《本草纲目》之意，丹参既能破宿血，又能补新血、调经脉，其功类似四物汤，但较四物汤补血力弱，而活血力强；用泽兰、红花、川芎活血祛瘀，通畅血络；辅以白附子、细辛、僵蚕温阳通络，宣郁散寒。全方温阳健脾、益气养血、化瘀通经，使脾阳得振，脾气健运，经脉温通，气血充盈，血行通畅。二诊患者精神好转，精神疲惫、乏力的症状均得到缓解，而月经仍少，故加枸杞子、菟丝子补益肾精、温肾助阳，进一步加强气血的生化。

陈老认为，五脏是人体生命活动的中心，但其中肾、脾二脏作为先天和后天之本，对保持人体健康和皮肤荣润尤其重要。脾主运化，是气血化生之源，尤其对面部气血起着决定性作用，故中医素有阳明胃脉荣于面的论述。肾精秉承于父母，需要脾运化的水谷精微不断化生和滋养；脾运化水谷精微又需要肾中阳气的温煦。所以，脾与肾在生理、病理上相互影响、相互为用，治疗上应注意健脾助运以促进气血生化，填补肾阳以温煦脾的运化。

病例7

　　小潘，34 岁，是个事业心很强的某高校金融学博士，6 年前毕业后在北京金融街的一家企业入职。收入颇高，与之相对应的是巨大的工作强度，而且作为职场新人，小潘工作压力很大，经常需要加班加点，晚上也总是会因为工作上的事务而不能入睡。没过多久，小潘在洗脸时突然发现双颧出现了淡褐色的斑块，刚开始以为自己眼花了，认为黄褐斑是中年妇女才会得的病，然而之后颜色逐渐加深，面积逐渐扩大。刚开始小潘并没有将脸上长斑这件事情放在心上，但随着斑块逐渐无法被粉底遮盖，而且有时和同事吃饭时，也会被同事询问面部怎么看起来有些斑块，小潘才开始注意自己面部的斑片，然而越注意脸上的斑片，就越觉得严重，小潘开始焦急地寻找祛斑之法。她到各大医院进行治疗，也通过各种渠道购买一些偏方，然而结果却不尽如人意。慢慢地，自信的小潘变得有些自卑了，跟别人说话的时候总是会觉得别人在看她面部的斑片，这让她非常痛苦。

　　小潘希望通过口服中药来调理祛斑，从多方打听，了解到了陈彤云教授，希望陈老能帮助她解决这些斑。

陈老在与小潘的交流中得知，由于工作压力大，竞争激烈，经常加班熬夜，很难入睡，即使睡着了也很容易醒，特别多梦。平时经常感到心烦，月经经常错后而且量比较少，经期到来前会有乳房胀痛的症状，4年前体检时还诊断了乳腺增生。除此之外，小潘还经常感觉到腰部酸胀，每天都会口干舌燥，饮水量大，但大便却总是干燥难解。

陈老仔细观察小潘的面部，发现她脸上的斑已经从两颧扩展至前额，且部分斑块融合成片，颜色也加深成深黑色。可见，如果小潘继续维持当前的生活状态，斑片范围很有可能会继续扩大，颜色继续加深。因此，陈老告诉小潘，在口服中药治疗的同时，要改变目前的生活状态，首先，要放平心态，在努力工作的同时也不忘记生活，闲暇时可以通过瑜伽、跑步等运动或外出游玩儿等活动舒缓心情，尽量减少工作带来的压力，改善情绪的同时也可以改善自身的睡眠质量；其次，要调整作息时间，要保证每日睡眠时间至少6小时，最好能保持7～8小时，即使工作繁忙，也要尽量保证睡眠时间，早起工作，不要熬夜忙碌；再次，陈老还建议小潘，平时一定要做好防护措施，外出时可以涂抹防晒霜、打伞等，即使是阴天，紫外线依然会加重黄褐斑，如果使用了化妆品，下班后要做好面部的清洁与保湿。小潘听了陈老的分析与建议后，激动地落泪了，说自己确实工作压力太大了，什么都想做到最好，感觉一直绷着一根弦儿，平时也没有人能够像陈老这样贴心地听自己倾诉，理解自己。哭过一会儿后，小潘平复心情，笑着对陈老说一定会配合治疗，把脸上的斑治好，自己的工作尽力做好就可以，不去和别人攀比。陈老欣慰地点了点头，说："治疗的事情交给我"，她根据小潘的舌脉及症状，开出对症的方药。陈老告诉小潘，她这种情况属于肝肾阴虚、气血瘀滞证，情绪调理特别重要，好的生活习惯与防护措施是疾病好转的基础。

回到家后，小潘按时服用了2周汤药，并积极调整自己的情绪，消解工作上的困难与压力，外出时坚持打伞、戴帽子，保证睡眠时间，尽量做到不熬夜。

2周后因"非典"流行，小潘未能按时前来就诊，因服用中药后没有出现不适的症状，且睡眠、月经及大便等都有不少改善，在电话咨询医院后，小潘在家坚持服用上方2个月。2个月后复诊时，小潘不似初次就诊时那般焦虑、满面愁容，她开心地和陈老说她脸上的斑基本消退了，皮肤也变得有光泽，现在双颧只有一点点残留的绿豆大小的浅黑色斑点了，并且睡觉不再那么困难，多梦情况也有很大改善，月经周期也正常了。看到精神状态和皮肤明显改善的小潘，陈老也为她感到开心，陈老再次对小潘进行问诊，并根据她目前仍存在的月经量少的问题对方药做了一些调整，再服用2周。陈老嘱咐小潘，服用后如见效，可照方再服用14剂巩固疗效，除此之外，小潘也要坚持现在良好的生活习惯，坚持做好防护措施。

2个月后陈老在诊室再次见到小潘，这一次小潘来陪朋友看病，她对陈老说自己脸上的斑已经看不出来了，非常感谢陈老，不仅治好了脸上的斑，也缓解了她的压力，让她能够更加积极乐观地生活。

以上就是小潘治斑的经历。下面让我们从专业的角度分析一下小潘的病案。

 ## 一诊（2003年4月15日）

潘某某，女，34岁，初诊时间：2003年4月15日。

主诉：颜面起褐色斑片5～6年。

现病史：5～6年前，患者因工作紧张劳累，面部起褐色斑，逐渐加深、扩大。时感腰膝酸软，月经后期且量少，经前乳房胀痛，口干喜饮，平素常感心烦，失眠多梦，大便干燥。

既往史：乳腺增生病史4年。

皮肤情况：两颧、前额可见淡黑褐色斑，边界不整，界限清晰。

舌象、脉象：舌红少苔有裂纹，脉沉细。

辨证：肝肾阴虚，气血瘀滞。

治则：滋补肝肾，养血活血。

处方：熟地黄10克，当归10克，川芎10克，白芍30克，桃仁10克，红花10克，泽兰15克，柴胡10克，益母草15克，山茱萸 15 克，枸杞子 15 克，山药 10 克，黄精 10 克，女贞子 15 克，墨旱莲 15 克，郁李仁 10 克，枳壳 10 克。上方 21 剂，水煎服，每日 1 剂，早、晚饭后温服。

二诊（2003年6月18日）

因"非典"流行而 2 个月未就诊，自诉在家坚持服用上方，面部色斑基本消退，皮肤有光泽，双颧部尚可见残留的绿豆大小数块浅黑褐色斑。现症见：月经延后 3 ~ 5 天，经量增加，但经期仍感乳房胀痛，睡眠转安，情绪稳定，大便正常，舌红少苔有裂纹，脉沉细。方药：前方去枳壳加阿胶 10 克，再进 14 剂，嘱患者服用后如见效，可照方再服用 14 剂。2 个月后患者陪同他人到皮肤科就诊时告知陈老其病基本治愈。

【陈老对本病例的分析】

该患者工作劳累紧张，夜不能寐，日久肾阴耗伤而腰膝酸软；肾水不足，不能上济心火，故失眠多梦；肾阴亏虚，精血不足，血行瘀滞，故月经后期且量少；肾水不足，水不涵木，阴虚肝旺，气机失调，故性情急躁、经前乳胀；口干、喜饮、便干、舌红少苔有裂纹、脉沉细等，均为一派阴虚内热之象。四诊合参，辨证为肝肾阴虚、气血瘀滞证，治以滋补肝肾，养血活血。治疗上陈老用熟地黄、山药、山茱萸，此乃六味地黄丸加减，具有滋阴补肾之功效，再加黄精平补肾、脾、肝三脏之阴；女贞子、墨旱莲是二至丸的组成，可以滋肝肾、养阴血；枸杞子益肾填精；当归、川芎、白芍、桃仁、红花配熟地黄取桃红四物之意，达到养血活血、化瘀消斑的效果。柴胡、枳壳理气解郁，益母草、泽兰活血通经，协同应用使气机条畅，冲任调和；元阴不足，阴液亏少，无以行舟，故以郁李仁润肠通下。全方以滋补肾阴为主，兼以养血活血、化瘀消斑。二诊患者月经基本如期而至，唯血量偏少，故减理气的枳壳，加补血的阿胶，以加强养血之力。

中医理论中的肾与现代医学概念中的肾脏不完全一样，中医所讲的肾是功能性器官，以藏精、主水、主纳气、主生殖、主骨生髓为其主要功能。陈老认为，肾贮藏着一个人秉承自父母的先天之精和水谷精微所化生的后天之精，这些精又可以化为中医概念中的血，故肾阴又称元阴，是人体阴液的根本，是生长、发育和生殖的物质基础，肾的阴阳物质既要充盛，又要相对平衡、协调。如果肾阴亏损，使精不化血、精不化气，则精血、肾气都会不足，月经异常就会随之而来；精血亏虚，不能荣养皮肤，头面失荣，或阴不制阳，虚火上炎，熏灼面部，血热滞结则发生黄褐斑。因此，陈老在治疗用药时，以滋阴补肾为主，辅以养血活血，使精血充盛、阴平阳秘，达到调畅冲任、化瘀消斑的功效。同时又根据肾为水火之脏、肾之阴阳互根互生的中医理论，在滋补肾阴时又常常加用菟丝子、杜仲等温补肾阳，以阳中求阴。但如果患者阴虚火旺的证候明显，则慎用之，否则常常加重虚火上炎，致使颜面生疮长痘。

病例8

　　韩女士，36 岁，事业顺利，家庭美满，4 年前 32 岁的她拥有了自己的第一个孩子，是一个可爱的儿子。有一帆风顺的事业，更有疼爱她的丈夫，还有了一个非常可爱的小宝宝，本来应该是人生顺遂、令人羡慕的天之娇女，却越来越不开心了。曾经爱拍照、爱在社交软件分享生活的她已经很长时间不更新状态了，到底是什么原因令她好像变了一个人似的呢？仔细询问才知道，原来从产后 1 年开始，韩女士的脸上就渐渐地出现了一些黄褐色的斑点、斑片，并且随着时间的流逝，斑点越长越多，部分甚至融合、连接成片，分布在她的双颊和太阳穴周围。本以为只是淡淡的斑点，用粉底和遮瑕霜稍微遮一下就不明显了，可是斑片越来越多，颜色也越来越深，简单地遮瑕已经不能掩盖了。韩女士越来越着急，不管是上班还是和朋友们聚会时总有人问起，这对于本来就注重容貌管理的她简直是噩梦般的打击，越来越觉得羞于见人，脾气也越来越大，变得暴躁，容易生气，一言不合就和丈夫吵起来了，家庭关系也陷入了不太和谐的困境，大家都小心翼翼地和韩女士相处。

　　韩女士脸上的斑使她的生活受到了不小的打击，她也曾听信各种淡斑广告买回来很多据说能祛斑的护肤品使用，但是大把的钱花出去了，斑却没有得到任何改善。韩女士很是苦恼，在一次和同事交流的时候，听同事说他的姐姐也是产后脸上出现斑点、斑块，在北京中医医院喝了一段时间中药后斑就没有了，韩女士听后像是抓住了救命稻草，于是多方打听，找到了陈老，希望也能通过中医的方法解决困扰她已久的容貌问题。

陈老详细地询问了韩女士的饮食习惯、睡眠状况、情绪及二便情况，特别关注了韩女士的月经情况，发现她每次月经量少且颜色暗淡，且每次来月经时都感到腰膝酸冷；平素饮食方面经常草草了事，进食量也少，体重一直处于偏低的状态；由于平时工作压力较大，晚上回家还要照顾孩子，韩女士自产后睡眠质量便不如以前好，现在因为皮肤问题更是让睡眠质量进一步下降，不仅睡眠时间少，而且难以达到深度睡眠，常常会半夜惊醒；平时大便经常偏稀，偶尔还会有腹泻的情况。问完韩女士的一般情况，陈老又详细地审查了她的舌象及脉象，观察到她面部的色斑主要分布在双颊及太阳穴附近，这些黄褐色斑点、斑片已经部分融合成片。陈老结合韩女士面部色斑以及上述情况，为她开出了汤药，并嘱咐韩女士在日常生活中要尽量保持情绪放松，不要太过劳累，也不必因为面部色斑而过度焦虑；同时也要改正自己的不良生活习惯，要按时吃饭，做到饮食营养均衡，不能再像之前一样草草了事。陈老告诉韩女士，不良的饮食习惯不仅让身体得不到食物的能量滋养，还会使脾胃功能受损。韩女士听后向陈老保证一定好好配合医生治疗，积极调整自己的生活方式，并约定1个月后再来复诊。

1个月后陈老再次见到韩女士时，发现她像变了个人似的，脸上容光焕发，气色看上去好了不少，人也精神了，脸上有了笑容，不再像上次一样愁容满面。韩女士一进诊室就开始感谢陈老，说自己听从了陈老的医嘱，坚持一日三餐按时吃饭。她说自己以前是因为胃口差所以吃饭总是草草了事，但服药期间胃口有了很大改善，现在不仅吃饭好了，睡眠也比之前好了很多，虽然睡眠时间仍然较少，但半夜惊醒的次数明显减少，也能够睡得更沉了，夜间睡眠的改善让她白天精神也跟着变好了。坚持服药后，她的月经量也比之前多了，初期的经色不再是深深的红褐色，而这些变化中最让韩女士高兴的是脸上的斑淡了很多，虽然范围还没有明显缩小，但是斑点、斑片的颜色已经肉眼可见地淡了下来，她现在很有信心，坚信只要自己能够好好配合陈老医治，假以时日，脸上的斑一定会完全消退。陈老也鼓励韩女士继续调整心态，积极配合治疗。

三诊时韩女士表现得特别高兴，上次治疗后，脸上的斑点、斑片不仅颜色越来越淡，连范围也开始有了明显的变化，面积缩小了近一半。她现在对黄褐斑的治疗越来越有信心了，也非常感谢陈老的方药带给她的改变，韩女士整个人的情绪都好了起来，家庭关系也越来越和谐了，陈老嘱咐她一定要继续保持心情舒畅，并继续服用汤药治疗。

下面我们来看看韩女士的两次就诊记录及分析。

 一诊（2005年7月13日）

主诉: 颜面褐色斑 3 年。

现病史: 3 年前患者自产后 1 年开始出现面部褐色斑，逐渐增多，分布于双颊及太阳穴附近，颜色暗黑无泽。刻下症见：平素手足不温，月经期时感腰膝酸冷，月经量少色暗，畏寒纳呆，大便时溏，夜寐欠安。

过敏史: 无。

家族史: 无。

皮肤情况: 双颊及太阳穴处散在分布黄褐色斑点、斑片，部分融合成片。

舌象、脉象: 舌淡胖质暗，苔白，脉沉。

辨证: 脾肾阳虚、气血瘀滞证。

治则: 温肾健脾，活血化瘀。

处方: 仙茅 6 克，淫羊藿 10 克，鹿角霜 15 克，枸杞子 10 克，杜仲 10 克，党参 10 克，菟丝子 15 克，黄芪 10 克，当归 10 克，川芎 10 克，白芍 20 克，熟地黄 10 克，泽兰 10 克，红花 10 克，茯苓 15 克，僵蚕 15 克。上方 28 剂，水煎服，每日 1 剂，早、晚饭后温服。

调护：注意防晒。节饮食，调情志。

二诊（2005年8月3日）

颜面色斑颜色变浅，但面积无明显缩小，月经量增加，颜色转红，且经期腰膝酸冷消失，大便成形，舌淡质暗，苔白，脉沉。前方加丹参20克，嘱患者再服28剂。医嘱同前。

三诊（2005年8月24日）

颜面色斑呈浅褐色，面积缩小约50%，边界模糊不清，畏寒、纳呆消失，舌淡红，苔白，脉沉。嘱继服前方月余巩固疗效。

【陈老对本病例的点评】

患者平素手足不温，形寒畏冷，腰膝酸冷，纳呆便溏，为脾肾阳虚之象，舌淡胖质暗，苔白，脉沉，四诊合参，辨证为脾肾阳虚、气血瘀滞证，治以温肾健脾，活血化瘀。治疗以仙茅、淫羊藿合菟丝子、杜仲、鹿角霜温脾肾助阳；黄芪、党参、茯苓健脾益气，助脾之运化；熟地黄、枸杞子益肾填精，当归、川芎、白芍、红花、泽兰养血活血，祛瘀生新；僵蚕清热祛风通络，善搜络邪而走头面，以散虚火上炎而致血热滞结，全方温肾健脾，使脾得肾阳温煦，肾得水谷之精充养，同时益精养血，祛瘀生新。经过治疗，二诊时患者畏寒肢冷消失，月经量增加，大便成形，脾肾阳虚初步缓解，气血渐旺，在此基础上再加丹参加强养血活血之力，终使色斑逐渐消退。

肾藏精，主精气之生发，肾中之阳乃一身阳气之根本。黑色内应于肾，肾阳不足，命门火衰，不能鼓动精血周流上承，面颊不得精血荣养，血滞为瘀而生黑斑，外显肾脏本色。陈老认为，本病其本在肾阳亏虚，其标在气郁血瘀，因此治疗上采取补益元阳、和血养营之法，令阳气渐壮，生发鼓动有力，阳生阴长，精血充沛，血脉流畅，颊面皮肤得养，色斑逐渐消退。

病例9

　　田女士，32岁，在周围人眼中，她是令人羡慕的人生赢家。工作方面，田女士业绩总是顶尖，深受领导重视，年纪轻轻就当上了部门主管；感情方面，她还有着疼爱她的爱人，俩人从中学到现在感情都十分稳定、甜蜜；家庭方面，她和丈夫有一双可爱的儿女，双方父母相处都非常和睦；生活方面，小两口在休息时间经常四处旅行，和儿女们享受幸福时光；除此之外，田女士还经常和朋友们相约一起逛街、喝茶。但最近田女士却一直闷闷不乐，原来，是因为近一年来田女士发现自己的脸颊上出现了色斑，并且范围逐渐扩大、颜色也越来越深。田女士说1年前她刚刚升职，工作任务比之前一下子繁重了很多，手底下的员工干活比较粗糙，总是需要她来完善改进，甚至返工。因此，田女士压力很大，精神上时常保持紧绷的状态，尝试了很多解压的方法，还是放松不下来。回到家后田女士还要兼顾照看年幼的孩子，而等孩子入睡后，田女士还要继续完成领导安排的工作，导致入睡时间时时推后，常常已经到凌晨，而早晨七点她又不得不起床，开始新一天的工作。如此往复，田女士不仅休息睡眠得不到保证，一日三餐也是难以按时进餐，更别提营养搭配均衡，常是"凑合一口"以充饥。就连周末，田女士都时常要加班，她感觉每天都疲惫极了。某一天她突然发现脸颊上出现了淡淡的褐色斑，但社交距离下看并不十分明显，于是田女士便买了许多粉底、遮瑕霜等化妆品，企图遮盖这些色斑，还花重金购买了养颜保健品口服。然而1年来田女士脸上的色斑颜色越来越重，面积越来越大。看着面部逐渐加重的色斑，愈发变差的气色，曾经白皙的面容慢慢地变得黯淡无光，田女士开始忧心忡忡，对自己失去了自信，逐渐远离了朋友们的聚会，也不再喜欢出门旅行。久而久之，田女士情绪逐渐变得低落，甚至出现抑郁状态，田女士在焦虑的同时，也不再积极对待生活和工作。在朋友的推荐下，她来到陈老的门诊，希望通过中医的治疗手段解决脸上的色斑问题。

陈老详细地询问了田女士的饮食、起居情况，发现田女士的生物钟是混乱的，晚上下班已经很晚了，回到家后，常常要照顾孩子，哄儿女入睡后，她要再完成需要做的工作，等入睡时已经太晚，而孩子年幼，经常夜晚起夜哭闹，田女士又常常会被吵醒，再度入睡后睡眠质量就会明显变差，睡眠时间严重不足。在平时工作中，田女士长期面对电脑屏幕，外出旅行时也没有做好防晒措施。陈老告诫田女士平时要注意防晒，尤其在外出时一定要注意做好防晒措施，如打伞、戴宽檐帽子、随时涂抹隔离霜或防晒霜等，护肤方面做好保湿，更要注重自己的生活习惯，保证充足的睡眠时间，保证能够按时吃饭，另外，在此基础上，不要对自己的容貌过于关注与焦虑，轻松、乐观的心态是疾病恢复的关键，因此，务必要保持心情舒畅。田女士表示一定会配合陈老治疗，并约定1个月后来复诊。

1个月后田女士按时来找陈老复诊。刚一进门，陈老便发现了田女士与之前相比变化特别明显，她的皮肤变得有些光泽了，神情也开朗了起来。田女士告诉陈老，上次找陈老看病时，陈老的嘱咐和关心给了她希望和信心，回家后田女士坚持口服陈老开的中药，另外还调整了自己的生活习惯，配合饮食、起居调节，保证了自己的睡眠时间，不再每日都会因容貌问题而焦虑。果然一段时间后，田女士感觉自己体力恢复了，精神状态有明显的改善，整个人也乐观了，并且皮肤也开始变得有光泽，不再像之前那么黯淡了，脸上的褐斑范围较前明显缩小，感觉颜色也较前淡了些。除此之外，田女士还说，之前自己吃饭吃得并不多，但总是拉肚子，自己也很疑惑，吃得量少，没吃凉的食物，也很注意卫生，但为什么还会时常拉肚子呢？陈老解释道，饮食不规律，吃饭无定点，不按时吃早餐等不良的饮食习惯都会影响脾胃的运化功能。另外，田女士平时工作压力大，工作时间较长，睡眠也不规律，加之对于自己脸上的黄褐斑过于担忧，导致肝郁气滞，肝郁乘脾，也影响了脾胃的运化功能，平时吃的食物无法得到有效消化吸收，便会出现大便溏稀的情况。田女士恍然大悟，对于这个月以来自己整体精神状态及面部色斑情况的变化她表示特别高兴，之后也还会继续配合陈老治疗。

三诊时田女士脸上的笑容更加灿烂了，一见到陈老，她便高兴地讲述着自己近1个月的变化。面颊上的黄褐斑大部分都消退了，现在仅仅可见少量指甲盖大小的斑块，田女士看着自己的皮肤一天天慢慢变好，高兴极了。不仅如此，她的疲惫乏力感明显缓解了，每天上班也不会觉得动不起来，感觉自己比以前更加有活力了，吃饭、睡觉都有所好转，食欲非常不错，睡眠时间充足，睡眠质量也比较高，大便很规律，很少拉肚子了。另外，月经现在也比较规律，比之前的经量多一些了，颜色不再是深红色，血块数量也逐渐变少，自我感觉更加通畅了。田女士非常感谢陈老。陈老也表示田女士只需再巩固治疗一段时间，她面部的色斑便可进一步减退，并且在停药之后也要坚持现在的生活习惯。田女士下定决心，说一定会配合陈老治疗，让自己的皮肤越变越好。

田女士第四次来就诊时，已经是光彩照人了，她高兴地告诉陈老，自己脸上的黄褐斑片已经全部消退，皮肤也比之前润泽了，她好像回到了自己年轻的时候，不再有容貌方面的焦虑，心情也好起来了，生活上的习惯坚持了下来，她感觉自己焕然一新。

下面我们来看看田女士的四次就诊记录及分析。

一诊（2007年9月12日）

主诉： 面部出现褐色斑片 1 年。

现病史： 1 年前患者劳累、作息不规律后出现面部色斑，伴纳谷不馨，困倦乏力，少气懒言，夜寐欠安，面色萎黄，面颊、双颧可见地图状黄褐色斑片，大便时溏，月经量少、色暗、有血块。

皮肤情况： 面颊、双颧可见地图状黄褐色斑片。

舌象、脉象： 舌淡暗、边有齿痕、苔白，脉细。

辨证： 脾气不足，气滞血瘀证。

治则： 健脾益气，活血化瘀。

处方： 炙黄芪 30 克，党参 15 克，茯苓 15 克，白术 15 克，山药 30 克，当归 10 克，川芎 10 克，熟地黄 10 克，泽兰 15 克，红花 10 克，桃仁 10 克，莪术 10 克，僵蚕 10 克。28 剂，每日 1 剂，水煎服，早、晚饭后温服。

二诊（2007年8月16日）

现病史： 药后症减，患者面色较前有光泽，面部斑片较前缩小，困倦乏力明显减轻，大便调，纳谷不馨，入睡困难。

皮肤情况： 面颊、双颧可见地图状黄褐色斑片，色斑面积较前缩小。

舌象、脉象：舌淡暗、边有齿痕、苔白，脉细。

辨证：脾气不足，气滞血瘀证。

治则：健脾益气，活血化瘀。

患者药后症减，故此诊于上方加入谷芽 15 克、稻芽 15 克、酸枣仁 30 克以健运脾气、安神养血。共 28 剂，每日 1 剂，水煎服，早、晚饭后温服。

 三诊（2007年9月13日）

药后患者面部黄褐斑消退大半，仅双颧部散见指甲盖大小黄褐色斑块，乏力缓解，纳可，眠安，二便调，月经量较前增加、血块减少。舌淡红、苔薄白，脉细。上方减谷芽、稻芽，加山茱萸 12 克、杜仲 10 克、菟丝子 15 克、枸杞子 15 克以补肾养血。共 28 剂，每日 1 剂，水煎服，早、晚饭后温服。

 四诊（2007年10月24日）

药后患者面部皮肤润泽，黄褐色斑片基本消退，月经量正常，未见血块，舌淡红，苔薄白，脉细。嘱患者继续服用三诊处方 1 个月以巩固疗效。

【陈老对本病例的点评】

本例患者因劳累多思而致脾气受损，中焦脾土不运，气血生化乏源，故见面色萎黄、纳谷不馨、困倦乏力、少气懒言、大便时溏、月经量少。气血亏虚，头面肌肤失于濡养，脉中气血运行缓慢，日久成瘀，故见面部大面积色斑，且月经色暗有血块，舌淡暗。陈老认为，该病病机在于脾气亏虚。脾统血，主运化而升清，乃后天之本，若脾虚失摄，则血不循常道而下溢亡失；若脾失健运，则水谷精微不能上输，气血生化乏源，可致气虚血亏，气血运行涩滞，颜面失于荣养，瘀滞成斑。故治疗以补益中气、养血活血祛斑为核心。

初诊时以补中益气汤合通窍活血汤加减，方中黄芪、党参、白术、茯苓、山药健脾益气、运化中焦；当归、川芎、熟地黄、泽兰、红花、桃仁、莪术养血活血、滋肾生血。莪术行气破血、消积止痛，善消癥瘕积聚，破血力量尤著。陈老认为，面部黄褐斑之瘀不用破瘀之药无法速效，但应注意莪术有耗气之弊，应中病即止。僵蚕属风药，善祛风通络、化痰散结。头面为诸阳之会，唯有风药可引药入经，上达头面，使药物直达病所，因此加入僵蚕可起到事半功倍之效。

二诊时患者面部斑片较前缩小，困倦乏力减轻，但伴有纳谷不馨、入睡困难。纳谷不馨考虑脾土不健，故加入谷芽、稻芽健脾开胃，同时谷芽、稻芽蕴含生发之气，助脾气升发清阳。入睡困难考虑为心血不足、心神失养，故加入酸枣仁以养心血、安心神。

三诊时面部斑片消退大半，诸症明显减轻，说明辨证准确，用药得当。久病易伤肾气，肾主黑色，肾亏易见色斑，且患者初诊时月经稀少，说明肾气已伤，但由于脾失健运，初期补肾易滋腻碍脾，故待脾气恢复后，再予滋补肝肾之品如山茱萸、杜仲、菟丝子、枸杞子等。将养血、活血灵活应用，经过4个月余的治疗而获满意疗效。

陈老认为，女性黄褐斑患者多伴有月经失调，月经主要成分是血，来源于血海，并定期疏泄，肾阴阳平衡、脾气健旺、肝柔顺条达才能保持血海的按时满溢和疏泄，月经才能正常，而黄褐斑患者，主要是肝、脾、肾三脏功能失调，故多伴有月经失调。

病例10

　　夏女士，37岁，和大多数新时代独立女性一样，年过而立的她需要身兼数职——是父母双亲的孝顺女儿，是儿女眼中温柔包容的妈妈，是和丈夫相互支持的妻子，是事业场雷厉风行的女强人。但近几年来，随着夏女士工作调动，儿女进入青春期，她的精神时常处于紧绷状态，像过度伸长的弹簧很难再归于松弛。过刚易折，夏女士的情绪也变得愈发敏感而易激，更加无法获得充足的休息和放松，在这种恶性循环下，3年前的某一天她突然发现脸颊上出现了褐色斑点，想起近段时间的熬夜工作，她觉得肌肤暗沉是情理之中，便买了化妆品企图遮盖这些斑点，并未予以重视。然而从那以后，夏女士的色斑面积逐渐扩大，颜色也愈发深重，面容整体晦暗无光，饮食起居及月经有时候也不太规律。夏女士由起初的不甚在意到忧虑焦急，对自己失去了自信，开始尝试各种祛斑的口服和外用产品，却都收效甚微，在朋友的推荐下，她来到陈老的门诊寻求帮助，希望通过中医手段解决问题。

　　陈老详细地询问了夏女士的生活起居后了解到，夏女士生物钟混乱，晚上下班回到家后常常先安顿儿女，再加班加点工作。加之长时间处于精神紧绷的应激状态，本就不长的睡眠时间里睡眠质量通常也无法保证。由于工作需要，夏女士长期面对电脑屏幕，也并不注重生活中的防护。同时还了解到夏女士既往曾有子宫肌瘤、乳腺增生病史，以及口服避孕药及多次人工流产经历。陈老观察夏女士紧张焦虑的精神状态，告诫其轻松和乐观的心态是疾病恢复的关键，可以适当运动或者听听舒缓的音乐，务必要保持心情舒畅。此外，更要注重自己的生活习惯，保证饮食起居正常规律，劳逸结合。而工作与生活中更要注意防晒，尤其是在外出时注意遮阳，随时涂抹隔离霜和防晒霜，护肤方面做好保湿。起初夏女士还不以为意，只是觉得死马当作活马医，陈老便与她立下 3 周的约定，帮她树立信心，并约定 3 周后来复诊。

3 周后夏女士准时来找陈老复诊，刚一进门，便看出夏女士与之前的不同，皮肤变得有些光泽了，神情也开朗了起来，她告诉陈老说，自己回家后坚持口服中药，调整了自己的生活习惯，配合饮食、起居调节，尽可能保证睡眠时间，果然感觉体力恢复了，人也乐观了，脸上的褐斑范围明显缩小，感觉颜色也较之前淡了些。虽然还有一些症状改善不甚明显，但夏女士很高兴，她表示自己 3 年来在与脸上斑片斗争的过程中第一次明显占了上风，信心倍增，表示一定会继续配合陈老治疗。

三诊时再见夏女士已逾两个月，虽停药后有一些反复，但此时的夏女士已不再像初见时那样焦虑紧张，她积极主动地诉说着自己近两个月的各种情况，不仅是面颊上的斑片，还包括饮食起居和工作、生活，尽管也遇到不顺遂如意之事，但她已能够努力调整自己的心态，不再像初起时那样都积压在内心。她不再将陈老简单当作一位医者，而是一位和蔼可亲的长者，能与她分享、倾诉自己生活的点滴。

　　当夏女士第四次来就诊时，一进诊室便拉着陈老的手道谢，说自己近 1 个月吃饭、睡眠情况都得到改善，尝试停药之后也几乎没有复发。陈老分享了患者的喜悦，并嘱咐她接下来要注重的是饮食起居及日常防护，尤其是夏天做好防晒。在工作和生活中，也要保持乐观的心态，劳逸结合。夏女士再三表示对陈老的感谢。后未再复诊，随访得知病情完全改善，并且没有出现反复。

　　下面我们来看看夏女士的四次就诊记录及分析。

 一诊（2007年4月18日）

主诉：面部起斑 3 年余。

现病史：患者 3 年前无明显诱因出现面部色斑，逐渐扩大，色加深，每于夏季日晒后加重，自行外用祛斑护肤品，未经系统治疗。面部多数黧黑色斑片，平素性情急躁易怒，纳可，眠欠安，二便调。月经正常，量可，行经乳房胀痛。

既往史：子宫肌瘤、乳腺增生病史。患者适龄结婚，曾服避孕药，有多次人工流产经历。

皮肤情况：双颧多数对称性黧黑色斑片，边界模糊。

舌象、脉象：舌质暗红，苔白，舌有瘀斑，脉弦。

辨证：肝郁气滞兼血瘀证。

治则：疏肝理气，活血化瘀。

处方：柴胡10克，当归10克，川芎10克，白芍15克，熟地黄10克，茯苓20克，白术10克，红花10克，桃仁10克，丹参15克，王不留行15克，泽兰15克，郁金15克，橘叶10克，青皮6克。14剂，水煎服，每日1剂。并嘱患者避光，调情志。

 二诊（2007年5月9日）

现病史：服药后斑色变淡；出现月经来潮不顺畅，前后不定期，痛经，乳房胀痛减轻；纳可，眠可，二便调。

皮肤情况：双颧多数对称性黧黑色斑片，边界模糊，斑色较前变浅。

舌象、脉象：舌尖红，舌质暗，苔薄黄，舌边有瘀斑，脉滑。

辨证：肝郁气滞兼血瘀证。

治则：疏肝理气，活血化瘀。

患者服药后斑色变淡，本次治疗加大丹参用量至20克，以养血活血，加用益母草15克，增强活血化瘀的力量。14剂，水煎服，每日1剂。

 ### 三诊（2007年7月11日）

经治疗症状改善，停药数月。现症见：近1个月余病情有反复，双颧部淡褐色斑片，边界清，鼻背、唇上部黄褐斑；行经乳胀，月经周期可，月经量少；纳可，时有腹满胀闷感，夜寐欠安，大便调。舌质红，苔白腻，舌边瘀斑减轻，脉弦。于二诊方中加用神曲、焦山楂各10克以消食导滞，加厚朴10克以行气宽中，用以调理中焦湿阻；加用莪术10克旨在加强活血化瘀之功，促经血排出，以化瘀消斑。

 ### 四诊（2007年8月8日）

患者面部黑斑已消退90%以上，仅见鼻背及唇边极少斑块，诸症渐消，面部有光泽，嘱其继服上方2周以巩固疗效，平素畅情志、调起居，严格避光以防止黄褐斑复发。

【陈老对本病例的点评】

患者中年女性，平素性情急躁，肝气不疏，日久气机郁滞，气血运行不畅，颜面失于濡养而致颜面生斑；且有服药、人工流产史，有乳腺增生、子宫肌瘤病史，使肾气亏虚，肾精不足，不能上荣于面，亦加重颜面色斑；精血不足，心神失养，故心悸多梦、夜寐不安；舌质暗红，苔白，舌有瘀斑，脉弦，均为肝郁气滞兼血瘀之象。陈老认为，肝藏血、主疏泄、司血海，由于肝气郁结，情志抑郁，使肝气失于条达，疏泄不畅，则血海难以按时满溢而月经延后；肝郁气滞，郁而化火，肝火旺盛，迫血妄行而月经提前。情志不顺、气机不畅、气血悖逆而生斑。故该证型主要的病机在于肝气郁结，疏泄不畅。正如《医宗金鉴》所说，本病"由忧思抑郁，血弱不华，火燥结滞而生于面上，妇女多有之"。

本案例处方为陈彤云自拟方。由逍遥散合桃红四物汤加减化裁而来。柴胡疏肝解郁为君药。肝为将军之官，以柔和为顺，故以当归、白芍养血柔肝，尤其当归之芳香可以行气，味甘可以缓急，更是肝郁血虚之要药。根据中医五行理论中木与土的关系，"见肝之病，知肝传脾，当先实脾"，而以茯苓、白术健脾和中为臣药，肝气得疏，脾气健旺，使运化有权，气血有源，则月经自调。陈老认为"无瘀不成斑"，桃红四物汤是治血虚、血热、血燥兼血瘀证首选之方，当归甘温和血，川芎辛温活血，白芍酸寒敛血，熟地黄甘平补血。故四物生长收藏之用，能使营气安而行经隧，桃仁、红花、丹参活血祛瘀，共奏养血和血、活血化瘀之功，为佐。如此配伍既补肝体，又助肝用，气血兼顾，肝脾并治，立法全面，用药周到，故为调肝化瘀之方，并见活血化瘀之法贯彻始终。此外，针对本例患者行经乳房胀痛的情况，陈老还加用王不留行、泽兰以活血调经、通乳消胀；郁金活血止痛、行气解郁；橘叶、青皮散阳明、厥阴经气滞。活血散瘀与行气解郁同施，则肝气疏、胀痛减、斑渐消。二诊时患者斑色变淡，以验该方有效，故加大活血化瘀之功，旨在进一步化瘀消斑，达到更好的疗效。三诊时患者诉时有腹胀，查其舌脉，可见中焦湿阻，故加用神曲、焦山楂消食导滞，厚朴行气宽中，用以调理中焦湿阻；又加用莪术旨在加强活血化瘀之功，促血排出，进而化瘀消斑。陈老认为，情志因素是诱发本病的重要内因。情志抑郁会导致和加重气机逆乱，从而引起气血悖逆、气血瘀滞而诱发或加重黄褐斑，故黄褐斑患者应格外注重调畅情志。

第七章 简便疗法与实用保健

一

黄褐斑常用简便疗法

 按摩疗法

按摩一词最早见于《黄帝内经》："形数惊恐，经络不通，病生于不仁，治之以按摩醪药"。按摩疗法是指通过适当手法操作，刺激人体特定的部位，以疏通经络、运行气血，从而改善生理、病理过程和提高人体自然抗病能力，以预防疾病或促使病体康复为目的的治疗方法。按摩疗法是中医学的重要组成部分，具有简单、方便、经济、效佳的特点，是自然疗法的一种。

黄褐斑在古籍中有很多记载，均是从经络学方面来论述的，《灵枢经·经脉》记载：足厥阴之脉病"面尘脱色"；足少阳之脉病"面微尘"；手厥阴之脉病"面赤"；足少阴之脉病"面黑如炭色"；足阳明之脉病"面黑"。《难经·二十四难》云："手少阴气绝则脉不通，脉不通则血不流，血不流，是色泽去，故面色黑如黧，此血先死。"《黄帝内经素问·上古天真论》记载："五七，阳明脉衰，面始焦，发始堕。六七，三阳脉衰于上，面皆焦，发始白。"因此，可选择面部经穴进行点压及按摩，达到调整阴阳气血、疏通经络、行气活血、荣养颜面的目的，从而美容祛斑。

　　腧穴是脏腑经络气血输注于躯体外部的特殊部位，也是疾病的反应点和针灸等治法的刺激点。因为阳明经穴主要治疗头面、五官、咽喉疾病，神志病、热病及经脉循行部位的其他病症，所以治疗黄褐斑的腧穴重点为阳明经穴。手阳明大肠经穴分布在示指（食指）桡侧、上肢背面桡侧及颈、面部，起于商阳，止于迎香。足阳明胃经分布在身体的正面，从眼部下方的承泣穴开始向下走，一直到脚部的厉兑穴，贯穿全身。临床上常面部循经按摩 15 ～ 20 分钟，可选用头面部攒竹、承泣、四白、颧髎、巨髎、迎香、地仓、承浆、神庭、百会等穴位，进行按摩。关于面部按摩，常用拇指或者大鱼际着力于穴位，以按法与揉法配合使用，对黄褐斑比较明显和集中的部位应多加按揉，以有酸胀感为佳，还可随症加减：若烦躁易怒、口干口苦，加掌揉足厥阴肝经，平推两胁肋部，以左侧为主，点揉太冲、行间、期门诸穴；若面色青紫，有瘀斑、瘀点、舌暗，加平推背部足太阳膀胱经，揉膈俞、肝俞、心俞、血海，提拿肩井；若面色晦暗无华，四肢不温，神疲乏力，夜寐不安，大便溏薄，加揉足少阴肾经，揉命门、肾俞、肝俞、三阴交、太溪，擦八髎、涌泉穴，以有酸胀感为度。

　　临床上常配合中药面膜或者中药喷雾气化等手段使药物经过经络吸收，并且中药喷雾气化能增加中药活性。因此，中药喷雾加面部按摩有助于改善面部血液循环，促进新陈代谢，提高面部的修复能力，达到局部治疗黄褐斑的目的。有研究者采用中药喷雾（中药基本方：当归12克、川芎15克、丹参12克、熟地黄12克。肝郁气滞型加柴胡5克、赤芍9克、红花9克；脾虚型加白术9克、茯苓12克、黄芪15克；肾阴不足型加菟丝子15克、生地黄30克、柏子仁15克、泽泻12克。水煎，取汁500毫升，加入超声雾化器中）加面部经穴按摩治疗黄褐斑，疗效显著。亦有研究者采用穴位按摩加美容祛斑方（当归、川芎、丹参、白僵蚕）熏蒸面部，效果明显。药物面膜常选用当归、桃仁、丹参、红花活血化瘀，改善皮肤微循环，且当归能直接作用于黑素细胞的酪氨酸酶，使其活性下降，抑制黑色素生成，也常选用白芷、白及、白茯苓美白皮肤，润泽肌肤。

 刮痧疗法

刮痧疗法以中医理论为基础，其具体起源时间已经无法考证，有种说法认为其起源于旧石器时代，当人们出现病症时，出于本能会用手或硬物去抚摸或捶击身体不舒服的部位，有时会出现病症减轻的情况，慢慢地便形成了硬物刮治身体的治疗方法，也就是最早的刮痧。刮痧疗法对很多疾病的预防及治疗都有不错的临床效果，刮痧是一种以中医经络腧穴理论为指导的传统自然疗法，用特制器具蘸取介质，在体表处反复刮拭，以达到活血化瘀、疏通经络、祛邪排毒等作用。通过机械作用刺激穴位及经络，将皮下乃至深层组织、内脏之邪气呈现于表，通达于外，从而达到祛除邪气、疏通经络、行气活血、增强脏腑功能、调动卫气的作用。近年来研究表明，刮痧具有神经调节、抗炎、抗氧化、提高免疫力的作用。

中医认为，黄褐斑属于"黧黑斑"的范畴，该疾病的发生与患者的肝、脾、肾存在较为密切的关系，肝郁、脾湿及肾虚是导致黄褐斑出现的主要原因。陈老认为，肝、脾、肾三脏均为"血脏"，肝藏血，脾生血，肾生精，精血同源。肝、脾、肾三脏任何一脏功能失调，皆可导致气血失常，如肝郁则气滞，气机不畅必然导致瘀；脾虚运化失司，气血生化无源，气虚无力鼓动气血正常运行，久必致瘀；肾气虚衰，一方面气化不利，温煦不足，使阴阳失于平衡，则气机逆乱，另一方面肾精生化不足，精血亏虚，不能上荣头面，加之气机逆乱，久则瘀成，同时根据"久病入络"的中医理论，黄褐斑病程多久，则"久病必瘀"。陈老在本病的病因病机中又强调"有斑必有瘀，无瘀不成斑"。由于以上因素，黄褐斑患者常表现出气血瘀滞及脉络不通等现象。《灵枢经·经脉》云："血不流则色不泽，故其面黑如漆柴者"，肝藏血，肝失疏泄，血阻而瘀，经络不畅，是导致黄褐斑的重要因素，故中医治疗黄褐斑主要以活血化瘀、疏肝理气为指导方法。历代中医工作者在不断的实践中一步步印证刮痧疗法在治疗黄褐斑方面的疗效。

面部刮痧疗法可以疏通经络，活血化瘀，激发脏腑自身的调节机制，使气血上荣于面，从而营养面部组织细胞，达到治疗的目的。除此之外，黄褐斑患者还存在体内氧化－抗氧化失衡、内分泌失调、皮损区微生态失衡的现象，黄褐斑患者的发病还与其血液流变学改变和微量元素含量出现异常存在较为密切的关系。在对黄褐斑患者的治疗中，采取面部刮痧疗法能够开泄其局部汗孔，促进患者体内的邪气外排，进而有效改善患者的微循环，疏通患者的经脉。在对黄褐斑患者的治疗中，采取玉板对患者实施按压力和推动力，能够促进患者行气活血、排出痧气，调节患者的阴阳平衡。同时患者面部的经络受玉板刮拭后，通过刮拭刺激能够产生热能，有利于增加患者面部血流量，有效改善患者面部微循环，促进新陈代谢及代谢物排出，最终达到排毒养颜的效果。因此，面部刮痧是双向（经络＋气血）调理，可以通经活络、美白祛斑、活血化瘀，收缩毛孔、紧致肌肤、平复皱纹、延缓衰老，间接调节脏腑功能，排毒养颜，提高皮肤的免疫力，激活细胞再生修复功能，加速代谢，缓解疲劳等。

有研究者采用刮痧（平刮法轻沿面部肌肉纹理走向与骨骼形态由内向外、由上而下按面部额头区、眼周区、面颊区、口唇区、鼻区、下颌区的刮痧顺序和手法要求缓慢刮拭，刮拭过程均以补法开始，逐渐过渡到平补平泻法，在色斑痛点处采用压力大、速度慢的手法，刮至皮肤轻微发热或皮肤潮红即可）配合外敷蜂胶治疗，疗效明显。采取以面部刮痧为主的治疗方式，能够有效改善患者的病情评分，提高治疗总有效率，适合推广应用。临床上常用面部刮痧结合中药治疗，疗效显著。

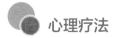

心理疗法

心理疗法是一种行之有效的康复方法。运用心理学方法，通过语言或非语言因素，对患者进行教育、训练和治疗，用以减轻或消除身体不适症状，改善心理、精神状态，使其适应家庭、工作和社会环境。中医学一直强调情志失调是重要致病因素，现代医学也已经逐渐认识到心理因素可以破坏人体各系统之间的平衡。

古人重视养生之道，强调"不治已病治未病"，而调节心理是其重要环节。人在日常生活中，受到不良情绪刺激和情绪变动是不可避免的，注意精神、心理因素的影响，抓住人的心理，进行说理开导，缓解其心理压力，让人放下思想包袱，这样往往能使心主神明的功能恢复正常，进而恢复心主血脉的生理功能。人体气血津液推动有力，面色红润，滋润而有光泽，精力充沛，血脉通畅，血行则瘀自祛，瘀祛则面目气血充足，黄褐斑消除。

黄褐斑患者若经常情志不畅，抑郁忧思，烦闷愁苦，则影响肝的疏泄功能，导致肝气郁结，气机郁滞，脉络失和，气滞血瘀，血不能上荣于颜面。《黄帝内经素问·灵兰秘典论》中记载"肝者，将军之官，谋虑出焉"，肝主疏泄，在志为怒，肝与人的情志密切相关，因此调节情志与肝功能的调节息息相关。若情志失调，黄褐斑患者症见斑块呈褐色，形状不规则，多分布于额及颧、颊部，大小不一，或地图形，或蝴蝶状，常伴有心烦易怒或郁郁寡欢，纳差，胸闷不舒，夜寐不宁，月经不调或经来腹痛、乳房胀痛等症状，舌暗红或有瘀点、瘀斑，苔薄白，脉弦细或涩。黄褐斑影响患者的容貌，时间长了，容易给患者造成自卑、焦虑等极大的心理负担，此外，许多患者由于担心病情、经济压力等常有沉重的思想负担，顾虑重重，心理波动很大，临床中针对患者的性格、心理特点进行沟通和心理指导，排除其心理障碍是治疗的关键，可以提高临床治愈率和患者满意度。

临床上常将说理治疗、行为治疗等心理疗法联合应用于皮肤病治疗，多取得较好疗效，下面分述两种心理疗法的具体方法。

1. 说理治疗 医者应对皮肤病患者做耐心细致的解释工作，使患者对自身疾病有正确的认识，消除疑虑，克服紧张、忧郁等不良情绪，增强战胜疾病的信心，并主动配合医生治疗，以加快皮肤病的康复过程。

2. 行为治疗 鼓励患者进行文娱、体育等活动，将其注意力由自身的皮肤疾患转移到其他活动中，使患者的紧张情绪得以放松与缓和。同时，因患者注意力转移，自觉症状减轻，更有助于皮肤病及精神障碍的康复。另外，适当的体育活动还可改善血液循环，使气血旺、形体充，肌肤得气血濡养，加快皮肤病的康复。

情志美容

所谓情志美容，就是在中医基础理论和中医心理学说指导下，通过心理治疗或心理调养，调节情绪，改善心理状态，消除或减轻不良情志对人体的影响，以防治疾病、健美神形的一种美容方法。情志致病，亦能治病。人体是形神统一的整体，情志与形体之间相互联系、相互影响，情志失调能够损伤形体，情志健康对内脏功能、气机升降、精血盛衰亦有积极的影响，故可以通过精神因素调动机体正气以达到扶正祛邪、延年益寿、美容驻颜的目的。情志美容的方法很多，按治疗美容和保健美容将其分为情志疗疾与情志摄生。

中医认为，"有诸内必形诸外"，面部的荣枯是五脏六腑功能盛衰的一面镜子，脏腑功能和面部的荣枯有着"一荣俱荣、一损俱损"的密切关系。若脏腑各项生理功能正常，则肌肤红润有光泽；相反，各脏腑功能失调，则肌肤晦暗不泽。情志失调，如忧思伤脾、惊恐伤肾或郁怒伤肝，使人体气机紊乱，气血逆乱。黄褐斑的发生与情志变化、精神刺激均有密切关系。

临床中最为常见的是持久的情志异常，影响肝的疏泄功能，导致肝气郁结。气为血之帅，气血相互依存，气行则血行，气滞则血瘀，瘀久则耗气伤阴，经络不通，血不能上荣于面则生黄褐斑。在临床上，情志疗法在黄褐斑治疗中的作用日益显现，我们需要注意精神、心理因素的影响，可以通过以情胜情、方药施治、言语开导、情志调养等方法，做到内外并治，标本兼顾，进而为黄褐斑的治疗提供全面的理论基础。

在治疗的同时做好情志疏导工作，保持情绪乐观，心情舒畅，这样才能恢复肝脏的疏泄功能，使肝气条达，气血运行通畅，对于黄褐斑患者的治疗非常重要。

情志美容疗法具体可分为不良情绪消除法和健康心理培养法两类。

1. 不良情绪消除法

心临美境法：即把自己置身于欢乐的情景中，如想象自己是一个乐观开朗、受人欢迎的年轻人，或想象自己正在美丽的海湾度假等。

哭泣排忧法：是通过哭泣排解不良情绪的方法，当心情忧郁、苦闷时，一味忍耐只会增加烦恼，此时不妨放声一哭，让压抑的情绪随泪水的流出而得到宣泄。

诉说法：通过诉说将烦恼倾诉出来，也是给自己减压、恢复心境的好方法。

2. 健康心理培养法　包括工作疗法、休闲疗法及笑疗法等。笑疗法是见效最快且人们最乐意接受的方法。无论何时何地，只要条件允许就可以，想你遇到过最可笑的事，纵情大笑 1～2 分钟，每天坚持 3 次或 4 次，不到 1 个月，你就会容光焕发。

 音乐疗法

音乐疗法是目前备受推崇的一种自然疗法，常常用于疾病的辅助治疗。某些音乐，由于其节拍与旋律的特殊性，能够对血压、心率及体温异常产生一定的调节作用。作为防病治病的手段之一，其作用已越来越为医学界、心理学界和教育界所认识，包括侧重于情志康复的音乐、侧重于疾病治疗的音乐，以及用于移情易性、自然养生的音乐。

我国传统的音乐、歌咏艺术起源很早。《吕氏春秋》就有《大乐》《侈乐》《适音》《古乐》《音律》《制乐》《明理》等有关音乐、歌曲的专篇论述。其中《大乐》说："音乐之所由来者远矣。"所谓"远矣"，就是说音乐产生于更早的远古时代。《古乐》记载："听凤凰之鸣，以别十二律，其雄鸣为六、雌鸣亦六。"音乐疗法主要针对患者心理变化进行，是一种系统性的心理调节过程。在这个过程中，音乐治疗师运用多种形式的音乐，表现出不同的治疗关系，通过治疗使患者身心健康。基于音乐内容和形式的多样性，音乐治疗包括各种各样的刺激和催眠治疗方法，如聆听、唱歌、弹奏、音律等，这些都是通过声音激发身体对压力的反应，最终使人保持健康。

近年有学者采用音乐电针治疗黄褐斑，选取主穴——气海、足三里、血海、三阴交，辅穴——肝俞、脾俞、肾俞，并对患者进行辨证加减配穴，在针刺治疗时患者同时佩戴耳机听音乐，调节音乐电流至患者能耐受为度，结果显示音乐电针治疗组效果明显优于对照组。还有学者采用音乐疗法作为情志干预方法辅助面部刮痧治疗黄褐斑，对患者进行面部刮痧的同时播放背景音乐，一般选择节奏舒缓的古典民族音乐，包括民族管弦乐、丝弦乐合奏、鼓乐合奏、古筝独奏等。对于不同证型的黄褐斑患者可播放不同曲调类型的古典音乐，如对于肾阴不足型患者可播放《渔舟唱晚》《茉莉花》等，对于肝郁血瘀型患者常播放《平湖秋月》等，结果显示此疗法有效率为100%。上述研究为音乐疗法治疗黄褐斑提供了有力的证明。

黄褐斑是一种慢性疾病，患者容易产生焦虑、抑郁等不良情绪。生活不规律者容易有悲伤情绪，心境长期处于低谷状态。这类患者适合听一些旋律较慢、舒缓优美的音乐，这类乐曲能够让人心情舒畅，全身放松，缓解焦虑。我国古代就已将音乐疗法用于养生保健及疾病防治，早在《黄帝内经》中就已经提出五音与六腑的关系。在《史记·乐书》中可见"故音乐者，所以动荡血脉、通流精神而和正心也"的记载。这更说明了音乐对于调整患者内心状态的明显效果。在现代，音乐疗法十分便捷，比起繁杂的治疗手段，音乐疗法可随时进行，能有效且及时地在患者有不良情绪时帮助其放松身心，缓解焦虑。可采用音乐疗法平复黄褐斑患者心情，改善其不良情绪状态，音乐刺激有利于患者在临床治疗过程中放松身心，这些作用都使得患者心态平和，利于疾病的恢复，利于黄褐斑的治疗，且提高了患者依从性，利于医生临床治疗方案的开展与进行，利于治疗方案发挥最佳治疗效果，因而患者的治疗总有效率得到较大提升。

二

黄褐斑实用保健方法

 生活起居规律

有规律的生活起居相当重要。所谓规律，就是起居活动要符合体内的生物钟。早晨醒来不急于起床，可先在床上仰卧，活动一下四肢和头颈部，使肢体肌肉和血管平滑肌恢复张力，以适应起床后体位的变化，避免出现头晕。中午小睡，即使睡不着，也要闭目养神或静坐。晚上按时就寝，上床前用温热水洗脚并按摩足心涌泉穴。起居有常，是指起卧作息和日常生活中的各个方面要有一定的规律，并合乎自然界和人体的生理节律。起居应按照"春夏养阳，秋冬养阴"的原则来调摄，与自然界阴阳消长的变化规律相适应。具体地说：春季宜晚睡早起，外出散步，无拘无束，保持情志舒畅，以应生发之气；夏季宜晚睡早起，使志无怒，以应长养之气；秋季宜早睡早起，神态安静，以应收敛之气；冬季宜早睡晚起，神态静谧，避寒就暖，减少运动，以应潜藏之气。

中医学认为，黄褐斑的病因病机与肝、脾、肾三脏密切相关，肝郁化火、脾虚生湿、肾精亏虚致气血失和、颜面失养为其发病的主要因素。总的发病机制为气血不和，涉及血瘀或气血虚弱，致使血滞经络不能荣于面。根据"无瘀不成斑""治斑不离血""有斑必有瘀""久病必瘀"的理论，活血化瘀的治则贯穿始终。从气血来说，要注重活血行气。若生活起居规律，则阴阳气血调和；若长期作息失度，起居无常，则阴阳失和，气血失调，对于黄褐斑患者来说，会加重气滞血瘀状态，久而久之，可导致血虚，引起色斑加重，患者还会出现精神萎靡，目光无神，面白无华或萎黄，或自觉头晕眼花等。此外，长期气血失调使其中枢由于受抑制时间太长而恢复活动的过程相应地变长，所以会觉得昏昏沉沉、无精打采。因此，长期作息失度、起居无常不利于黄褐斑的治疗。

在饮食方面也要多加注意，部分患者饮食无度，过食肥甘厚腻、甜辣刺激，致胃火上炎，阴液耗伤；或饥饱失节，运化失健，气血乏源；或痰饮内生，致津液输布代谢障碍，水液停滞，湿浊内阻，清阳不升，秽浊之气熏蒸于面；或食积郁热，滞于肝脾脉络，阻于面部肌肤。曾有言"脾胃一败，百病难施"，故一定要注重饮食规律，优化饮食方案，不可过食荤腥重味及偏热偏凉的食物，也不可一味追求素食养生，应膳食均衡，人以"五谷为养，五果为助，五畜为益，五菜为充。气味合而服之，以补精气"。在日常生活中，人们也可食用适量具有药用价值的食材，如白芝麻、山楂、橘子、大枣、卷心菜等，根据"药食同源"法，也可食用适量赤小豆、薏苡仁、百合、菊花、淡豆豉、白扁豆、龙眼肉等。

患者亦需加强每日的形体锻炼，选择轻松而便捷的运动方式更易坚持，如散步、慢跑、广场舞、太极拳、普拉提等运动项目，人体可以通过运动宣泄不良情绪，帮助身体代谢，提高机体免疫力、身体承受力，增强肌肉活性，调节中枢神经系统，促进胃肠蠕动。许多研究证明，运动联合药物治疗，可达到 1+1 ＞ 2 的效果，提升患者战胜疾病的信心。

 护肤防晒

面部皮肤长年累月地暴露在空气中，被紫外线照射，且受到空气中飘浮着的尘埃、污物、细菌等自然有害物质的刺激，再加上我们自身分泌的油脂、汗液、皮肤死亡细胞等，这些因素都会影响皮肤正常功能的发挥，因此皮肤护理是我们日常生活中必不可少的环节。对于黄褐斑患者，正确的皮肤护理步骤尤为重要。皮肤护理一般分为三步，即清洁、保湿、防晒，每一步都不可少，并且防晒为黄褐斑患者皮肤护理的重中之重。因此，提倡"长期防治与综合管理"的治疗理念，日常以紫外线防护为主。

预防黄褐斑，防晒是必不可少的措施。紫外线照射是诱发和加重黄褐斑的重要原因，日晒与黄褐斑的严重程度呈正向相关性。长波紫外线（UVA）和可见光均可增加皮肤的色素沉着，尤其是肤色较深者（Ⅳ—Ⅵ型皮肤）。与 UVA 相比，可见光造成的色素沉着更强烈、更稳定。紫外线直接刺激黑素细胞内源性 1，2- 二酰甘油和一氧化氮的合成来参与黑色素形成，激发氧化应激而导致黄褐斑颜色加深。另外，UVB能够刺激角质形成细胞分泌多种细胞因子来参与黄褐斑的形成，包括神经生长因子、碱性成纤维细胞生长因子、α-促黑素生成因子，作用于邻近的黑素细胞使其合成更多黑色素。紫外线照射可通过促进黑素颗粒的产生和激发氧化应激而导致黄褐斑颜色加深，同时通过上调血管生成因子，如血管内皮生长因子（vascular endothelial growth factor，VEGF）、成纤维细胞生长因子和白介素8（interleukin 8，IL-8），间接促进血管生成。血管生成与黄褐斑形成密切相关，并且紫外线辐射可直接激活蛋白激酶C，产生自由基，导致氧化损伤，直接或间接影响黑素颗粒的生物合成。此外，紫外线辐射可激活成纤维细胞，促进干细胞因子上调，间接作用于黑素细胞，产生角质形成细胞源性因素，促使黑素细胞扩散。因此，紫外线是黄褐斑的罪魁祸首，即使是阴霾的冬天也不能对紫外线掉以轻心，因为阳光中的紫外线无处不在。虽然一般来说冬天的阳光远远没有夏天那么强烈，但是如果你想保持皮肤美白，就一定要时时刻刻注意防晒。因此，无论春、夏、秋、冬，黄褐斑患者都要注意防晒。

要做好防晒这件事，必须了解一些防晒知识，选择正确的防晒方法，才会达到事半功倍的效果。临床上常用防晒霜遮盖皮肤，以减少皮肤对日光的吸收。防晒霜主要分为两类，一类是通过吸收光线来减少皮肤对日光的吸收；另一类是通过不透明物质反射光线来减少皮肤对日光的吸收。防晒霜的主要化学成分有三种，即对氨基苯甲酸（para-aminobenzoic acid，PABA）、二苯甲酮和二苯甲酰甲烷，主要吸收 280 ~ 320nm 波长的 UVB。其中以二苯甲酰甲烷的作用最强，可同时吸收波长较长的 320 ~ 400nm UVA，最佳吸收波长是 360nm。对于黄褐斑的治疗及疗效的维持，防晒霜的使用是必不可少的。外用药或激光治疗都要求患者严格防晒以配合治疗。最有效的防晒措施就是使用防晒霜，此外，遮阳伞、帽子、防晒护肤品都是我们防晒的好帮手。

 ## 合理面部调护

合理面部调护是黄褐斑患者日常防护的关键，主要包括清洁皮肤和补水淡斑。

清洁皮肤的目的是将粉尘、辐射等有害物质清除，分为洁面、按摩、流水冲洗三步。首先将脸部彻底打湿，同时也要让洁面乳彻底打湿起泡，否则单是产品直接和皮肤摩擦，不但不能起到清洁作用，反而会对皮肤造成负担。然后进行按摩，清洁手法与涂抹护肤品的手法恰好相反，要以向外、向下为准则，将污垢带出来，注意按摩时间不要太短，在 T 区等部位要加强按摩。最后进行流水冲洗，洗脸时对着水龙头多冲一会儿，有利于污垢被压力带出来，同时也能按摩肌肤，但注意水温一定不能高，不然会使肌肤老化。在清洁皮肤的同时，要注意不可经常进行"去角质""面部磨砂"等处理，大量研究表明，黄褐斑患者的皮肤角质层受损、皮肤屏障功能减低，并且进行了激光治疗的患者皮肤屏障功能损伤会暂时加重，大部分患者同时伴有皮肤角质层水分减少、皮脂腺分泌减少，使皮脂膜变薄。近年有报道称医学护肤品含有的活性成分如烟酰胺、角鲨烷、戊二醇、青刺果油、椰子油、橄榄油、马齿苋提取物、霍霍巴籽油、透明质酸、牛油果油等能高度滋润皮肤，维护皮脂膜的完整健康，达到修复皮肤屏障的作用。许多学者认为，黄褐斑的治疗是在修复皮肤屏障功能的基础上减少色素沉着，患者正确认识、合理选择及长期使用皮肤屏障修复剂可有效地促进黄褐斑的淡化及防止复发。

补水保湿直接补充肌肤细胞所需的水分，不仅滋润肌肤表层，更可以深入肌肤，改善肌肤微循环，并且在其外形成保湿膜来锁住水分，防止皮肤表面水分流失，对黄褐斑患者皮肤护理很关键。

黄褐斑患者要慎用化妆品，不宜厚涂化妆品以掩盖黄褐斑，这会使黄褐斑加重。许多黄褐斑患者曾外用劣质、过期、刺激性化妆品。因此，选择适合自己的护肤品很重要，需根据年龄、肤质和地区进行选择。比如中性皮肤角质层的厚薄及含水量适中，皮脂分泌适中，纹理细腻柔软，毛孔较小，不明显，护肤主要是适度清洁和保护；干性皮肤角质层含水量过少，皮脂分泌少，皮肤干燥无光泽，纹理及毛孔细，容易出现细小皱纹，护肤主要是适度清洁，注重补水、滋润，注重皮肤保养，促进新陈代谢；油性皮肤角质层厚，含水量适中，皮脂分泌过于旺盛，纹理较粗，毛孔大，皮肤油腻，需要注重清洁、抑制油脂分泌；混合性皮肤是由于皮脂腺和汗腺分布、分泌不匀所致，需要注重清洁，补充水分，"T"区可选用少油脂产品；敏感性皮肤较薄，偶见微细血管，需要选用天然、不含香料、无刺激的护肤品，不要轻易更换护肤品，使用前先在耳后或手腕内侧皮肤试用，可以选择补水效果好的械字号医疗美容产品。

针对日常淡斑护肤品的选择，目前含有传明酸、虾青素等的淡斑产品，效果也是不错的。同时注意饮水，白开水最佳，茶水和果汁最好少喝，此外，睡前喝一杯温热的蜂蜜水也会很有帮助。

 ## 情绪管理

"情绪管理"即是以最恰当的方式来表达与调节情绪。如亚里士多德所言，任何人都会生气，这没什么难的，但要能适时适所，以适当方式对适当的对象恰如其分地生气，可就难上加难。据此，情绪管理指的是要适时适所，对适当对象恰如其分地表达情绪。情绪管理是一门学问，也是一种艺术，要掌控得恰到好处。因此，我们要想成为情绪的主人，必须先觉察自我的情绪，进而能推己及人地觉察他人的情绪，最终才能实现管理自我情绪的目标，保持明媚的心情面对人生。

黄褐斑患者如果经常处于情志不畅、抑郁忧思、烦闷愁苦的状态，就会影响肝的疏泄功能，导致肝气郁结，气机郁滞，脉络失和，气滞血瘀，则血不能上荣于颜面，表现为面部晦暗，色素沉着。《黄帝内经素问·灵兰秘典论》中记载："肝者，将军之官，谋虑出焉"，肝主疏泄，对全身功能均有调节与推动作用，其在志为怒，肝与人的情志密切相关，因此情志调节与肝功能调节息息相关。若是由于情志失调、肝失疏泄而出现黄褐斑，通常有如下典型症状：斑块呈褐色，形状不规则，或地图形或蝴蝶状，多分布于额及颧、颊部，大小不一；常伴有心烦易怒或郁郁寡欢，食欲减退或食量减少，胸闷不舒，夜寐不宁，月经不调或经来腹痛，乳房胀痛等全身症状；舌暗红或有瘀点、瘀斑，苔薄白，脉弦细或涩等一派气血瘀滞的征象。

当代医家朱光斗教授根据"女子以肝为先天""女子以血为本"的理论，以疏肝解郁、活血化瘀的方法治疗黧黑斑。边天羽教授也认为，黄褐斑多与肝郁血瘀、肝肾阳虚有关。因此，患者应在寻求药物治疗的同时兼顾好自我情志疏导工作，保持情绪乐观，保持心情舒畅；适当调整自己的作息时间，保持正常充足的睡眠，以使精神轻松、心情愉快，这样才能恢复肝脏的疏泄功能，从而使肝气调达，气血运行通畅，对黄褐斑治疗起到相辅相成的作用。

 食疗药膳

研究表明，饮食调护可以有效改善黄褐斑，祛除患者颜面部的斑点、斑块，且具有不良反应较少、相对安全、简便易行的优点，可以广泛应用于日常生活中。以下为具有祛除黄褐斑功效的食疗方。

绿赤百合美白汤：将绿豆、赤小豆、百合洗净，用适量清水浸泡 30 分钟。大火煮滚后，改为小火煮到豆熟。可以依个人喜好，加盐或糖调味。本方中绿豆与百合所含的维生素具有还原黑色素的作用，能通过抑制色素沉着而达到美白的目的。

丝瓜化瘀茶：丝瓜络 15 克、茯苓 20 克、僵蚕 5 克、白菊花 10 克、玫瑰花 5 朵、大枣 5 枚。将上述材料加清水共同煎煮取汁，代茶饮服。同时还可保留药渣，再进行煎煮，取药汁温敷于脸部，以外治配合内服共同治疗效果更佳。该茶饮可以清热祛风，活血化瘀消滞，适用于经常情绪急躁，在证型上属于肝气不疏、郁久化热、气滞血瘀者。

柠檬冰糖汁：将柠檬榨汁，加适量冰糖调味饮用。柠檬中含有丰富的维生素 C，100 克柠檬汁中所含维生素 C 可高达 50 毫克。此外，柠檬中还含有钙、磷、铁和 B 族维生素等营养元素。常饮柠檬汁不仅可以防止皮肤血管老化，消除面部色素斑，从而使皮肤恢复白皙润泽，而且还具有防治动脉硬化的作用，适用于各种类型黄褐斑的预防与治疗。

桃仁牛奶芝麻糊：核桃仁 30 克，牛奶 300 克，豆浆 200 克，黑芝麻 20 克。先将核桃仁、黑芝麻放入小磨中磨碎。然后加入牛奶、豆浆调匀，与核桃仁和黑芝麻碎一同放入锅中煮沸，最后再加适量白糖调味。可每日早、晚各吃 1 小碗。本方具有润肤悦颜的功效，适用于气血不足的黄褐斑患者。

干柿去斑方： 干柿子作为一种常见的时令水果，具有滋养心肺、美白淡斑的功效，对黄褐斑的治疗有着意想不到的效果。天天食之，久食有效，尤其适用于面部黑斑、斑点等色素沉着类疾病。此外，干柿子中富含的果胶成分是一种水溶性的膳食纤维，有良好的润肠通便功效，对于缓解便秘、保持肠道正常菌群生长等有很好的作用。但是膳食纤维的过多摄入反而会加重便秘，因此，也不要多吃干柿子，一天 1～2 个就可以。

猪肾薏苡仁粥： 猪肾 1 对，去筋膜、臊腺，切碎，洗净，与去皮切碎的山药 100 克、粳米 200 克、薏苡仁 50 克共同加适量清水，用小火煮成粥，加调料调味，分顿食用，具有补肾益肤的功效，适用于频发色斑、黑斑的患者。

山楂橘皮饮： 山楂、橘皮各适量，加水共煮，待药液凉后，用纱布滤渣取汁，加入蜂蜜调味，也可直接代茶饮服用。本方可以理气活血化瘀，对于黄褐斑属于气滞血瘀类型的患者效果尤为明显。

美肤汁： 雪梨 100 克，甘蔗 200 克，葡萄 300 克，蜂蜜 100 克。将雪梨、甘蔗、葡萄洗净后，共同榨汁去渣，与蜂蜜混合调味，装入瓶中贮存备用。需要食用时取出 10 毫升用温水兑服，早、晚各一次，可美容养颜。

消斑饮：黄豆、绿豆、赤豆各 100 克，白糖适量。将上述三种豆类洗净浸泡至饱满后混合捣汁，加入适量净水煮沸，用白糖调味后直接饮用，每日 3 次。

羊奶鸡蛋羹：羊奶 250 毫升，鸡蛋 2 个，冰糖 50 克。用适量净水将冰糖煮溶，倒入羊奶煮沸，打入鸡蛋并搅拌均匀后一同煮沸，即可食用，适用于气血不足的黄褐斑患者。

三仁美容粥：桃仁、甜杏仁、白果仁各 10 克，鸡蛋 1 个，冰糖 10 克，粳米 50 克。将桃仁、甜杏仁、白果仁共同研成细末；粳米淘洗干净，放砂锅内，加桃仁、甜杏仁、白果仁细末和适量水，旺火煮沸；打入鸡蛋搅拌均匀，改用文火煨煮成粥；粥成时加入冰糖调匀。每日 1 剂，早餐食用。此粥具有活血化瘀、润肠通便、护肤美肤的功效，可用于治疗黄褐斑，老年人常服此粥能减少色素沉着造成的斑片。

 生活注意事项

1. 黄褐斑的护理中最重要的是避免日光暴晒。要尽量少晒太阳，避免紫外线过度照射。外出或夏日阳光照射强烈时要戴宽檐草帽、撑伞遮阳或涂防晒霜加以保护。

2. 忌滥用化妆品及刺激性药物。使用伪劣化妆品和护肤品会造成基底层色素沉着，在经太阳照射后，黑素细胞变得更加活跃，而产生变化的黑素细胞将被推至表皮，导致黄褐斑加重。因此，黄褐斑患者一定要选择适合自己的优质化妆品，避免重金属物质如金、银、汞、砷、铋等对皮肤的损害。为避免刺激皮肤，黄褐斑患者还应牢记面部切忌涂抹激素类的外用药物。

3. 要保持情志舒畅，避免忧思、恼怒、忧虑、长期压抑等不良情绪刺激，尽量做到心情愉快，保证充足的睡眠。患者需要做到劳逸结合，适度休息，学会调整心态，正确对待来自工作和生活中的诸多压力。始终保持平和的心态、良好的情绪，不急、不躁、不忧郁，才能为战胜黄褐斑打下坚实基础。

4. 充足的睡眠与健康规律的饮食对皮肤保养很重要，特别是睡眠，哪怕只是短暂地闭目养神 10 分钟也能对皮肤起到重要的调节作用。只有在通过睡眠和饮食获得了足够的氧气和水分的情况下，皮肤才会光彩照人。现代人背负着诸多方面的压力，睡眠质量受到严重影响，而随着年龄的逐渐增长，人们的睡眠形式本身也会发生生理性变化——表现为更加短暂而轻浅的睡眠，这对于皮肤状况本就不利。但是有研究表明，每周能够至少进行 4 次 1 小时以上的散步和其他有氧运动的女性，睡眠质量比那些疏于运动的女性高出约 50%，也就是真正意义上的睡"美容觉"。人类一切的日常规律生命活动，都是在生物钟的支配下进行的。生物钟运转正常，身体就健康、抗衰、延寿；相反地，生物钟的规律如果被打破，运转不正常，那么机体就容易得病、早衰、折寿，对于黄褐斑患者来说，则不利于疾病的恢复。因此，黄褐斑患者要调整自己的生物钟，养成规律的生活作息习惯，才能使皮肤内在健康、外在散发光彩。

5. 女性黄褐斑患者要慎用口服避孕药，避孕药中通常含有人工合成的雌激素和孕激素，本质上会干扰人体正常的激素水平，容易引起内分泌紊乱，诱发黄褐斑的产生。此外，这两种物质必须在肝内经过解毒代谢后由肾脏排出，如果过量服用这类药物或者由其他各种因素造成肝肾功能异常，则会更加影响药物的代谢与排泄，从而造成潴留，形成恶性循环，使黄褐斑加重，妨碍疾病的治疗与恢复。

6. 积极治疗可能会引起色素沉着的其他原发疾病。黄褐斑虽然局限发于皮肤，但是它的发病可能与许多其他疾病有关联，在这种情况下，应当积极探索与治疗原发病。积极治疗脂溢性皮炎、银屑病等炎性皮肤病，避免因皮肤炎性反应引起炎症后色素沉着；积极治疗影响激素水平的内分泌系统疾患，如肢端肥大症、肾上腺性征综合征、甲状腺功能亢进症等可继发引起皮肤色素沉着的疾病；积极治疗损害脏器功能的慢性病，如结核病、肝病、胃肠疾病、慢性酒精中毒等，这类疾病同样会影响体内的物质代谢，造成色素的沉着累积。此外，许多黄褐斑患者在发现斑点前还患有妇科相关疾病，如乳腺增生、月经不调、痛经等，但并未予以重视。因此，在身体出现不适与异常信号时，应该及时到正规医院就诊，而不能讳疾忌医，贻误治疗的良机。

7. 黄褐斑患者要调整饮食结构，多摄入蔬菜和水果以补充维生素等营养物质。多食富含维生素 C、维生素 E 及蛋白质的食物，如西红柿、柠檬、鲜枣、芝麻、核桃、薏米、花生米、瘦肉、蛋类等；少食油腻、辛辣、肥甘厚味食品，如油炸、烧烤等快餐；忌烟、酒，不饮用过量的浓茶与咖啡。维生素 C 属于还原剂，可以将皮肤上附着的黑色素还原成无色物；可以抑制多巴胺的氧化，使黑色素转换成水溶性胶样物质，以此抑制黑素颗粒的生成；还能阻断自由基形成 NO，从而降低氧化应激反应，延缓皮肤衰老。因此，果蔬具有淡化色斑的功效，可在一定程度上用以辅助治疗黄褐斑，主要就是依靠其中富含的维生素 C 参与体内抗氧化反应，减少黑色素合成来实现的。例如柠檬中含有枸橼酸、果胶和丰富的维生素 C、维生素 D 等，不仅能够食用，还可以制成浴剂应用，使皮肤滋润光滑，预防皮肤色素沉着，有助于预防和治疗黄褐斑。

8. 注意运动，勤加锻炼。现代人的亚健康状态很大程度上来源于情志失调、精神紧张和压力过大。所谓过刚易折，当压力得不到很好的释放和缓解的时候，就会造成情志失调，忧思抑郁，导致肝失条达，郁久化热，灼伤阴血，致使颜面气血失和而诱发或者加重黄褐斑。许多研究表明，经常进行体育锻炼的人，会更加乐观和热情。适量的运动不仅能控制体重、保持身材，还能刺激大脑释放多巴胺、内啡肽等化学物质，令人轻松愉悦。所以，养成运动的习惯，坚持定期锻炼，能合理宣泄情绪，有利于将蓄积在身体里的紧张与压力释放出来，舒缓情绪，使身心都能够受益，会让人由内而外表现得自信和精神。因此，适量的运动能够调节身心，对于黄褐斑具有一定的治疗作用，使气血运行通畅从而容光焕发。

希望能帮助您深入了解疾病

更好地配合医生治疗

达到尽早控制病情、减少疾病复发

和恢复健康靓丽容颜的目的

也希望引导大众树立健康护肤理念

共同呵护肌肤健康